Natürlich und sicher

Natürlich und sicher

Natürliche Familienplanung

Ein Leitfaden

Arbeitsgruppe NFP

Ehrenwirth

Die Deutsche Bibliothek – CIP-Einheitsaufnahme

Natürlich und sicher : natürliche Familienplanung ; ein
Leitfaden / Hrsg.: Arbeitsgruppe Natürliche Familienplanung
Malteser-Werke e.V., Köln. – München : Ehrenwirth
(Ratgeber Ehrenwirth)
NE: Katholische Bundesarbeitsgemeinschaft für Beratung / Arbeits-
gruppe
Natürliche Familienplanung; Malteser-Werke / Arbeitsgruppe
Natürliche Familienplanung
[Hauptbd.]. – 12. Aufl. 1997
ISBN 3-431-03154-0

Herausgeber: Arbeitsgruppe Natürliche Familienplanung
Malteser Werke e.V., Köln

ISBN 3-431-03154-0, Ehrenwirth

Fotos: Klaus Schiebel
Comics: Ludger Elfgen, Solingen.
Gesamtherstellung: Friedrich Pustet, Regensburg.
Printed in Germany 1997

Vorwort zur 1. Auflage

Dieses Buch will über die Natürliche Familienplanung (NFP) informieren. Für viele Paare ist die NFP eine Methode der Empfängnisregelung, die manche Probleme besser löst als die anderen uns bekannten Methoden.

Das Bundesministerium für Jugend, Familie, Frauen und Gesundheit fördert ein Modellprojekt mit dem Ziel, die natürlichen Methoden der Empfängnisregelung wissenschaftlich zu überprüfen und Materialien für ihre Vermittlung zu erstellen. Die Ergebnisse dieser Untersuchung werden in etwa einem Jahr vorliegen.

Autoren dieses Buches sind die Ärztinnen Dr. Petra Frank, Dr. Elisabeth Raith-Paula, Jutta Sadlik und Dr. Ursula Sottong, sowie die Pädagogen Astrid Both, Brigitte Hrabé-Lorenz und Günter Lorenz und Dipl.-Psych. Notker Klann. Die Redaktion hatte Astrid Both.

Die sachliche Richtigkeit der dargestellten Inhalte wird von folgenden Fachleuten gewährleistet:

Dr. med. Siegfried Baur,
Oberarzt der Ersten Universitätsfrauenklinik München
Professor Dr. med. Gerhard Döring, Gynäkologe,
Universität München
Professor Dr. Xaver Fiederle, Pädagogische Hochschule Freiburg (Spezialgebiet: Didaktik/Methodik)
Professor Dr. med. Günter Freundl,
Chefarzt der gynäkologischen Abteilung des Städtischen Krankenhauses Düsseldorf-Benrath
Priv.-Doz. Dr. Kurt Hahlweg, Diplom-Psychologe,
Max-Planck-Institut für Psychiatrie München
(Spezialgebiet: Partnerschaftsforschung)

Die Verfasser und der Herausgeber wurden durch die grafische Beratung und Mitarbeit von Heidi Anzenhofer, Dipl.-Designer (FH), Hans Heitmann, Dipl.-Designer (FH), und Ludger Elfgen unterstützt.

Einen besonderen Dank verdienen nachfolgende Mediziner: Dr. Anna Flynn, Dr. Claude Lanctôt und Dr. Josef Rötzer. Sie haben ihre fachlichen Ratschläge und ihre langjährige Erfahrung auf dem Gebiet der NFP den Autoren zur Verfügung gestellt.

Ein weiterer Dank gilt: Ulrike Ballhausen, Augustinus Henckel-Donnersmarck, Manfred Herold, Franz Herzog, Vinzenz Platz, Ludwig Schöller und Anton Schütz für die Unterstützung der Arbeit.

Ganz besonders soll den Multiplikatoren für die Natürliche Familienplanung (NFP-Berater) gedankt werden, ohne deren Mitarbeit die Erarbeitung und wiederholte Neufassung der Manuskripte nicht möglich gewesen wäre, sowie Brigitte Aßhauer, Silvia Heil und Felicitas Weich, die in bewundernswerter Geduld alle Manuskripte bis zur Fertigstellung dieses Buches geschrieben haben.

Es bleibt die Hoffnung, daß dieses Buch ein Beitrag ist, den Wissensstand um die natürlichen Methoden der Empfängnisregelung zu verbessern und daß es interessierten Personen einen Anstoß gibt, sich mehr mit dieser Form der Familienplanung auseinanderzusetzen.

Die Verfasser Bonn, im Februar 1987

Vorwort zur komplett überarbeiteten Neuauflage

Seit Erscheinen dieses Buches vor fast genau 10 Jahren haben sich Tausende von Frauen und Paaren mit seiner Hilfe über Natürliche Familienplanung informiert und sich für diesen Weg entschieden. Viele von ihnen wenden diese Methode bis heute zufrieden und sicher an; und nicht wenige haben ihre Zyklen für eine begleitende Forschung zur Verfügung gestellt.

So konnten die Erfahrungen von mehr als 1 000 Frauen, die weit über 20 000 Zyklen aus ihren unterschiedlichen Lebenssituationen dem NFP-Studienzentrum an der Universität Düsseldorf zur Verfügung gestellt haben, bei der Neubearbeitung des vorliegenden Leitfadens einfließen. Viele grundlegende Erkenntnisse wurden bestätigt, manche erweitert und einige wenige Auswertregeln wurden verbessert, um die Sicherheit der Methode, das A und O der Natürlichen Familienplanung, weiter zu erhöhen.

Den Ärzten Dr. Siegfried Baur, Dr. Petra Frank-Herrmann, Dr. Elisabeth Raith-Paula und Dr. Ursula Sottong gilt der besondere Dank für die langwierige und mühevolle Bearbeitung dieses Leitfadens und für die Neuformulierung einzelner Kapitel. Ein weiterer Dank gilt dem Düsseldorfer Studienzentrum unter Leitung von Prof. Günter Freundl für die Aufbereitung des Datenmaterials zu den verschiedenen Fragestellungen.

Nicht vergessen werden sollen aber auch die zahlreichen NFP-Beraterinnen und Berater, die durch ihre Rückmeldungen und Änderungsvorschläge die Überarbeitung aktiv begleitet haben. Ganz besonders sei dabei den Beraterinnen und Pädagoginnen Kirsten Danelzik, Eva Feuerlein-Wiesner und Monika Köhler für das ausführliche Studium und Korrekturlesen des Manuskripts gedankt.

Das Anliegen aller an dieser Überarbeitung Beteiligten war und ist es, den Frauen und Paaren, die Natürliche Familienplanung sicher anwenden wollen, mit diesem Buch die notwendige Unterstützung an die Hand zu geben und den Skeptikern unter ihnen eine kritische und sachkundige Auseinandersetzung zu ermöglichen. Wir denken, es ist ihnen gelungen.

Die Herausgeber Köln, im Januar 1997

Über dieses Buch

Dieses Buch ist geschrieben für alle diejenigen, die mehr über die Methode der Natürlichen Familienplanung (NFP) wissen und sie vielleicht auch anwenden wollen.

Es bietet ausführliche Informationen über Vorgänge im eigenen Körper, durch deren Beobachtung eine Schwangerschaft angestrebt oder vermieden werden kann.

In einem Tagebuch, das die Sachtexte begleitet, werden die möglichen Erfahrungen, Gefühle und auch Probleme eines Paares, das NFP anwendet, wiedergegeben.

Es hat sich gezeigt, daß die Lektüre dieses Buches allein oft nicht ausreicht, die Methode auch sicher anzuwenden. Deshalb wird interessierten Frauen und Paaren geraten, sich vor allem in der Lernphase von geschulten NFP-Beraterinnen und Beratern begleiten zu lassen.

Adressen von NFP-Beratern und Beraterinnen vermittelt

Malteser Arbeitsgruppe
Natürliche Familienplanung
Kalker Hauptstraße 22
51103 Köln

Institut
für Ehe und Familie
Spiegelgasse 3/8
A-1010 Wien

Adresse der belgischen Arbeitsgruppe:

NFP Vlaanderen
Boechoutslei 1
B-2640 Mortsel

Adresse der niederländischen Arbeitsgruppe:

NFP Nederland
Appelstraat 95
NL-2564 EC Den Haag

Hier können auch Zyklusblätter und weitere Informationen angefordert werden. (Bitte frankierten Freiumschlag beilegen.) Zyklusblätter enthält auch das zu diesem Buch gehörige Arbeitsheft: »Natürlich und Sicher« Ehrenwirth-Verlag.

Inhaltsverzeichnis

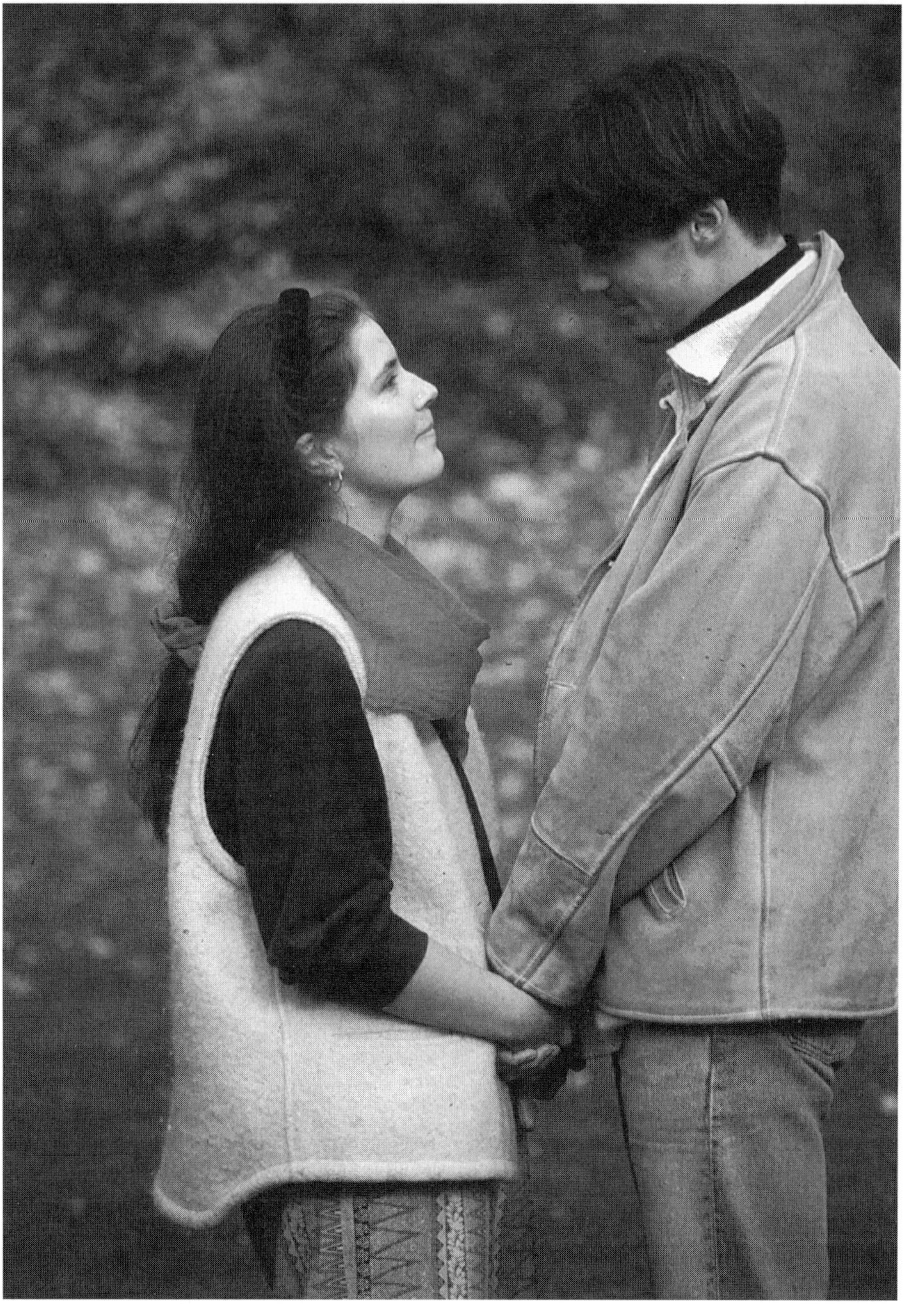

Natürliche Familienplanung (NFP)

Die Veränderungen und Einflüsse in unserer modernen Industriegesellschaft haben zu einer kritischen Nachdenklichkeit über unseren Umgang mit der Umwelt und unsere Lebensqualität geführt. Immer häufiger stellen wir uns die Frage, ob das, was wir tun, sinnvoll ist und welche Auswirkungen es auf die Welt hat, in der wir leben. Dieses Umdenken erfaßt auch Fragen der Familienplanung. Immer mehr Frauen suchen nach gesundheitlich unbedenklichen Alternativen zu ihrer bisherigen Verhütungsmethode. Ein Weg ist die Natürliche Familienplanung (NFP), weil sie frei von gesundheitlichen Nebenwirkungen ist und zu den sichersten Methoden zählt.

Umdenken bei der Familienplanung

Die NFP ist eine Methode, die es ermöglicht, durch Beobachtung verschiedener Körperzeichen die fruchtbaren Tage im Zyklus der Frau zu bestimmen. So kann das Paar feststellen, wann es Verkehr haben kann und wann nicht, je nachdem, ob eine Schwangerschaft erwünscht ist oder vermieden werden soll.

Die wichtigsten Körperzeichen, auf die sich diese Methode stützt, sind die Veränderungen des Zervixschleims (sympto-) und die Veränderung der Körpertemperatur (-thermal). Deshalb wird sie auch sympto-thermale Methode genannt.

Bewußt fruchtbar sein

Über die reine Familienplanung hinaus ermöglicht diese Methode eine intensivere Körperwahrnehmung und einen Zugang zur eigenen Fruchtbarkeit. Das gilt auch für junge Mädchen und Frauen, die nicht in einer Partnerschaft leben.

Körpersignale

Viele Körpersignale wie Hunger, Durst, Müdigkeit nehmen wir tagtäglich wie selbstverständlich wahr. Wegen ihrer Lebensnotwendigkeit sind sie von solcher Intensität, daß sie von uns nicht unbemerkt bleiben können.

Andere Signale sind uns nicht so ohne weiteres bewußt, wenn wir nicht gelernt haben, auf sie zu achten. So z. B. die zyklisch wiederkehrenden Veränderungen im Körper der Frau. Da diese Signale sich nur sehr leise melden, werden sie von vielen Frauen weder registriert noch mit ihrer Fruchtbarkeit in Zusammenhang gebracht.

Das Vertrautwerden mit den zyklischen Abläufen aber läßt viele körperliche und seelische Veränderungen besser verstehen und richtig wahrnehmen. Fruchtbarkeit wird dadurch erst erlebbar.

Sicher und ohne gesundheitliche Risiken

Wie Umfragen in der Bevölkerung zeigen, ist etwa jede dritte Frau mit ihrer momentanen Familienplanungsmethode mehr oder weniger unzufrieden. Dafür gibt es eine Reihe von Gründen. Hierzu zählen unter anderem Angst vor erwarteten und tatsächlichen Nebenwirkungen, zu umständliche Anwendung und Gefühlsbeeinträchtigung.

Frei von gesundheitlichen Nebenwirkungen

Fragt man, welche Kriterien bei der Entscheidung für eine bestimmte Methode am wichtigsten sind, so wird an erster Stelle die Sicherheit genannt. An zweiter Stelle steht die Forderung, daß die Methode frei von gesundheitlichen Nebenwirkungen sein soll, an dritter Stelle der Wunsch, daß sie bequem in der Anwendung ist, gefolgt von »akzeptiert vom Partner«, »keine Vorbereitungen vor dem Verkehr«, »natürlich bzw. nicht in körperliche Abläufe eingreifend« und »religiös annehmbar« (Abb. 1).[1)]

Wie neuere Studien zeigen, gehört die hier dargestellte NFP-Methode zu den sichersten Familienplanungsmethoden, wenn sie richtig erlernt und konsequent angewandt wird (siehe S. 96).

Da die NFP sowohl bezüglich der Sicherheit als auch bezüglich der Nebenwirkungsfreiheit den Anforderungen entspricht, wird sie für immer mehr Paare zu einer geeigneten Alternative. Derzeit wenden in Deutschland etwa 6–10%

---

1) Vgl. Döring G, Baur S, Frank P, Freundl G, Sottong U: Ergebnisse einer repräsentativen Umfrage zum Familienplanungsverhalten in der Bundesrepublik Deutschland 1985. Geburtshilfe und Frauenheilkunde 12 : 895 (1986). Angaben in % der befragten Frauen – Mehrfachnennungen waren möglich

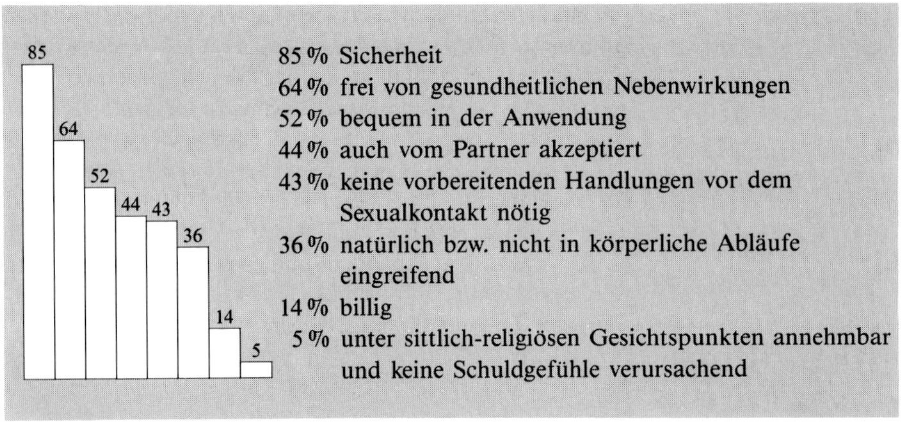

Abb. 1:
Gründe für die Wahl einer Familienplanungsmethode

der Paare natürliche Methoden an. Darüber hinaus halten es 14% für wahrscheinlich, dies in Zukunft zu tun, und fast die Hälfte der Frauen findet diese Form der Familienplanung interessant.

NFP muß gelernt werden

Natürliche Familienplanung lernt niemand von heute auf morgen. Es braucht eine gewisse Zeit, um sich mit der Methode vertraut zu machen. Voraussetzung für eine sichere Anwendung der NFP ist zum einen ein angemessenes Wis-

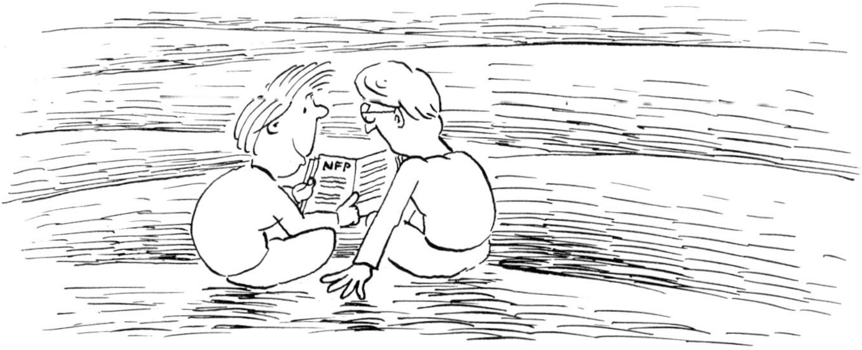

Wissen um die biologischen Grundlagen

sen um die biologischen Gegebenheiten und die natürlichen Abläufe im Körper von Mann und Frau. Zum anderen ist eine Lernphase nötig, um in der Selbstbeobachtung und Auswertung der Körpersignale sicher zu werden.

In diesem Buch werden die Grundlagen der Methode sicherlich ausreichend dargelegt, aber für viele Paare genügt das allein nicht.

Individuelle Beratung

Nicht selten berichten NFP-Anwenderinnen, wie wichtig es für sie war, von jemandem in die Methode eingeführt zu werden, der NFP selbst praktiziert. Außerdem hat die persönliche Beratung und Einführung durch eine geschulte Person den Vorteil, daß auf individuell auftretende Fragen und Schwierigkeiten besser eingegangen werden kann, als dies ein Buch ermöglicht. So kann NFP von Anfang an sicher angewendet werden.

Die Arbeitsgruppe NFP hat in den letzten Jahren über 650 Beraterinnen und Berater (Stand 1996) ausgebildet, die bundesweit Kurse und Einzeleinführungen anbieten. Dabei werden die Frauen oder Paare über 3 Zyklen an 4 bis 6 Abenden begleitet. Grundlage der Kurse sind die eigenen Zyklusaufzeichnungen, dieses Buch und das dazugehörige Arbeitsheft. Letzteres enthält Übungszyklen und auch leere Zyklusblätter für die eigenen Aufzeichnungen (siehe S. 101).

Die Adressen von ausgebildeten Beraterinnen und Beratern sind erhältlich bei:

Malteser Arbeitsgruppe
Natürliche Familienplanung
Kalker Hauptstraße 22
51103 Köln

Ein neuer Weg zu zweit

Familienplanung ist keine an sich glücklich machende Aufgabe oder Einrichtung. Die meisten Menschen würden viel lieber ohne sie auskommen. Doch die jeweilige Situation des Paares, das Alter, die gesundheitlichen Voraussetzungen und die Verantwortung für den anderen machen es notwendig, in irgendeiner Form Familienplanung zu praktizieren.

Neue Erfahrungen

Der Einstieg in die NFP führt bei der Frau und auch beim Mann zu unterschiedlichen Lernerfahrungen. Zum einen werden im Rahmen der NFP plötzlich Beobachtungen und Körperberührungen notwendig – wie das zum Beispiel bei der Schleim- oder Muttermundbeobachtung der Fall ist –, die zunächst ungewohnt sind. Zum anderen wird die eigene Fruchtbarkeit zum ersten Mal bewußt erlebt.

Auch kann die Methode für das Paar immer wieder zu einer Herausforderung werden. Denn NFP orientiert sich nicht an den jeweiligen Wünschen der Partner sondern unterliegt den gegebenen biologischen Gesetzmäßigkeiten. Das Sexualverhalten muß sich an der Fruchtbarkeit orientieren.

Verantwortung gemeinsam tragen

Häufig lösen diese Erfahrungen Gefühle aus, die die Partner erst einmal verarbeiten müssen. Das Gespräch darüber kann neue Möglichkeiten für die Partnerschaft eröffnen, jedoch auch Gegensätze deutlich werden lassen. Nicht selten kommt es zu einer Auseinandersetzung mit der eigenen Geschichte und mit den eigenen Vorstellungen von Sexualität und Partnerschaft. Gewohntes Verhalten wird zugunsten von neuen Orientierungen aufgegeben. Es eröffnet sich die Chance, daß durch die NFP die Partner sich in ihrer Fruchtbarkeit ernst nehmen und die Verantwortung gemeinsam tragen. Wie die fruchtbare Zeit dann jeweils gestaltet wird, ist unterschiedlich und vielfältig. Jedes Paar muß dabei seinen eigenen Weg suchen und finden.

Nicht selten kommt es zu einer Akzentverschiebung im Zusammenleben. Der Wunsch, sich auch in dieser Zeit etwas Gutes zu tun und Nähe zu erleben, läßt beide Partner im Miteinander erfinderisch werden. Gerade die Palette der körperlichen Zärtlichkeit kann erweitert und intensiver erfahrbar werden. Wer sich für NFP entscheidet, begibt sich auf eine Entdeckungsreise für zwei Personen.

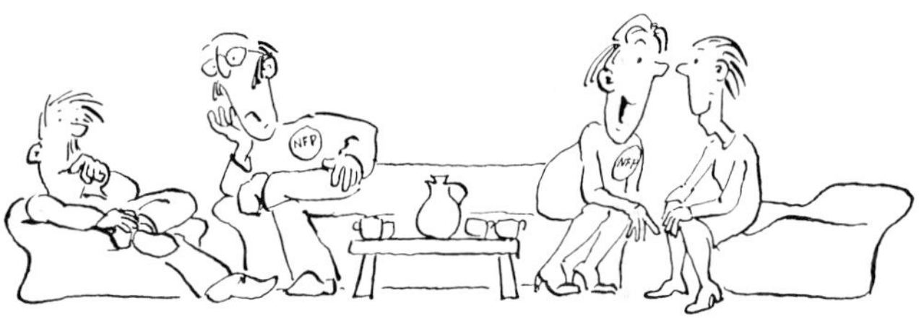

NFP als Chance bei Kinderwunsch

Anders als bei den übrigen Methoden der Familienplanung geht es bei der NFP nicht allein um die Vermeidung einer Schwangerschaft. NFP bietet auch die Chance, eine Schwangerschaft bewußt anzustreben. Durch die Beobachtung ihrer Fruchtbarkeitszeichen sind NFP-Anwenderinnen in der Lage, selbst den günstigsten Zeitpunkt für eine Empfängnis festzustellen (vgl. S. 103). In der NFP-Beratung macht die Kinderwunschberatung etwa 10–15% aller Fälle aus.

Zur Geschichte der natürlichen Methoden

Die Vorstellung, daß es im Zyklus der Frau fruchtbare und unfruchtbare Tage gibt, ist schon sehr alt.

Die ersten wissenschaftlichen Erkenntnisse über die fruchtbare Zeit gehen auf den Japaner *Ogino* und den Österreicher *Knaus* zurück, die in den 30er Jahren unabhängig voneinander herausfanden, daß der Eisprung 12 bis 16 Tage vor der folgenden Regelblutung liegt. Die von ihnen aufgestellten Regeln bestimmten die unfruchtbaren Tage aufgrund vorausgegangener Zykluslängen **(Kalendermethode).** Diese Methode ist jedoch so unzuverlässig, daß sie nicht mehr benützt werden sollte.

Die wesentlich zuverlässigere **Temperaturmethode** beruht auf den Veränderungen der Körpertemperatur im Zyklus der Frau. Zusammenhänge zwischen Temperatur und Eisprung wurden erstmals von dem Holländer *Van de Velde* vermutet. Der erste, der empfahl, diese Veränderungen für die Familienplanung zu nutzen, war um 1935 der deutsche *Pfarrer Wilhelm Hillebrand.*

1954 veröffentlichte der deutsche Gynäkologe *Gerhard Döring* einen kurzen, allgemein verständlichen Leitfaden zur Temperaturmethode und machte sie damit weiten Kreisen bekannt.

Die **Ovulationsmethode** des australischen Neurologen *John Billings* basiert auf der alleinigen Selbstbeobachtung des Zervixschleims und gilt für unsere hohen Sicherheitsansprüche als zu unzuverlässig.

Die **sympto-thermale Methode** verbindet die Beobachtung der Körpertemperatur und des Zervixschleims. Sie wurde erstmals 1965 von dem österreichischen Arzt *Josef Rötzer* veröffentlicht. Er baute vorwiegend im österreichischen und süddeutschen Raum den ersten Beratungsservice in Form einer Korrespondenzberatung auf. 1981 wurde in Deutschland die *Arbeitsgruppe NFP* gegründet. Diese hat in einem vom Bundesfamilienministerium geförderten Modellprojekt in den Jahren 1984 bis 1991 die Grundlagen dafür gelegt, daß heute in Deutschland die in diesem Buch dargestellte sympto-thermale Methode als sichere Alternative angeboten werden kann.

In die Methode der *Arbeitsgruppe NFP* fließen Bestandteile anderer natürlicher Methoden ein, die mit Namen von NFP-Pionieren wie *Döring, Rötzer, Billings, Thyma* und *Flynn* verbunden sind. Die Arbeitsgruppe NFP verfügt heute über ein bundesweites Netz von NFP-Beratern und Beraterinnen und hat ihren Sitz bei den Malteser Werken in Köln. Das Forschungszentrum der Arbeitsgruppe NFP ist an die Universität Düsseldorf angegliedert.

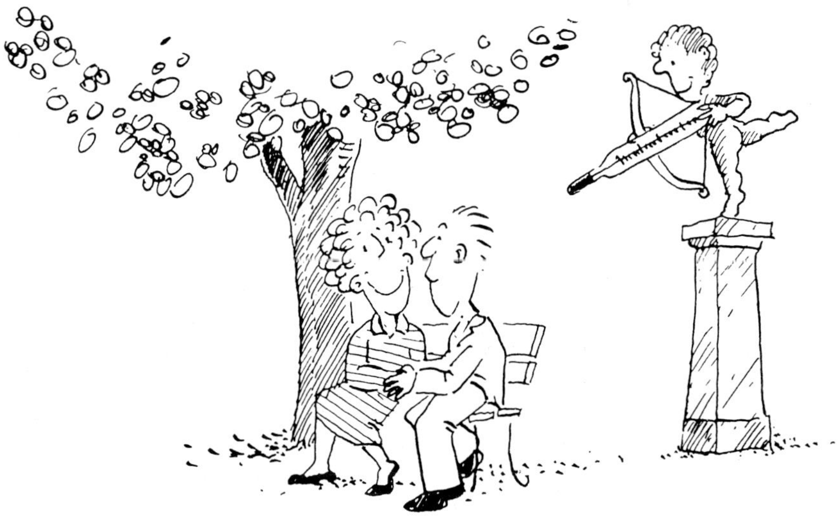

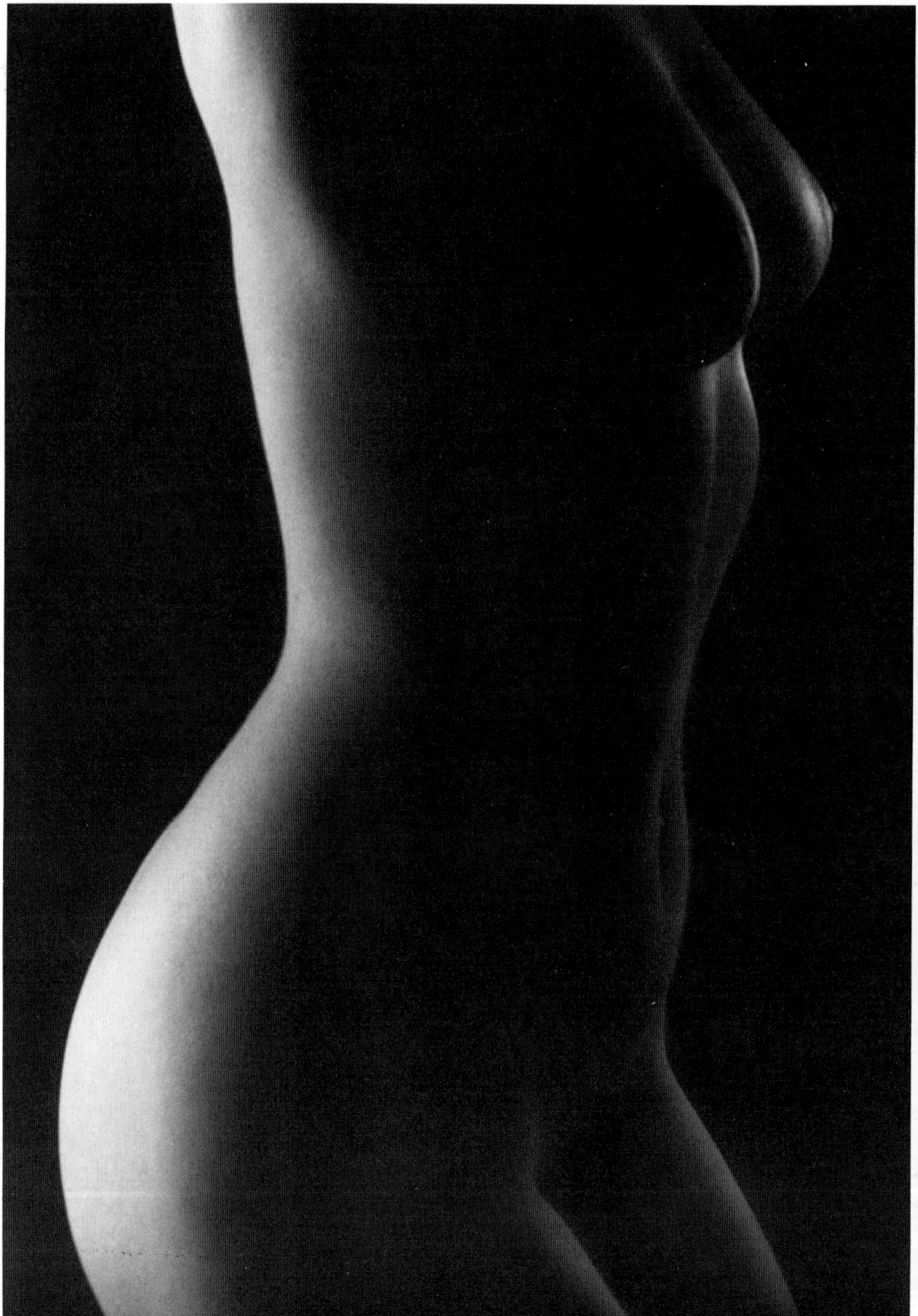

Unser Körper

NFP ist nicht einfach eine Sammlung von Regeln, die angeben, wie eine Schwangerschaft angestrebt oder vermieden werden kann. Eine sichere Anwendung der NFP setzt ein grundlegendes Verständnis für die natürlichen, mit der Fruchtbarkeit zusammenhängenden Abläufe im Körper voraus, sowie die tägliche Beobachtung der körpereigenen Zeichen. Deshalb gehört zum Einstieg in die NFP zunächst einmal die Kenntnis darüber, was im Körper von Mann und Frau vorgeht.

Über die Fruchtbarkeit von Mann und Frau

Nicht jeder Geschlechtsverkehr führt zu einer Schwangerschaft. Nur wenn Eizelle und Samenzelle zusammentreffen, kommt es zu einer Befruchtung. Dies ist nur an bestimmten Tagen im Regelmonat (Zyklus) einer Frau möglich, nämlich an den sogenannten fruchtbaren Tagen. Während beim Mann die Hoden ständig Samenzellen bereitstellen, geben die Eierstöcke der Frau nur einmal im Zyklus eine Eizelle frei. Dieses Ereignis nennt man Eisprung. Die Eizelle ist nach dem Eisprung höchstens 12–18 Stunden befruchtungsfähig. Wenn sie in dieser Zeit nicht mit einer Samenzelle zusammentrifft, geht sie zugrunde. Eine Befruchtung ist dann erst wieder im nächsten Regelmonat möglich. Wieso aber kann eine Frau dann schwanger werden, wenn sie vor dem Eisprung Verkehr hat?

Der Mann: von der Pubertät an immer fruchtbar

Bereits Tage vor dem Eisprung setzen im Körper der Frau Veränderungen ein, die es den Samenzellen ermöglichen, dort einige Tage zu überleben und auf den Eisprung zu warten. Um diese Veränderungen besser verstehen zu können, ist es zunächst notwendig, sich über die Lage und Beschaffenheit der weiblichen Geschlechtsorgane ein Bild zu machen.

Die Frau

Die inneren Geschlechtsorgane der Frau, die Gebärmutter, die Eileiter und die beiden Eierstöcke liegen geschützt im Becken und sind durch die Scheide mit den äußerlich sichtbaren Geschlechtsorganen verbunden (Abb. 2).

Die *Scheide* ist ein elastischer Schlauch von ca. 10 cm Länge. Die *Gebärmutter* ragt mit ihrem unteren Anteil, dem *Gebärmutterhals* (Zervix) zapfenförmig in die Scheide hinein (Abb. 3). Von seiner unteren Begrenzung, dem *äußeren Muttermund*, durchzieht ein enger Kanal den Gebärmutterhals und verbindet die Scheide mit dem Inneren der Gebärmutter.

Im Gebärmutterhals befinden sich drüsenähnliche Vertiefungen, sog. Krypten, die von Schleimhaut ausgekleidet sind und ein Sekret *(Zervixschleim)* bilden, das für das Überleben der Samenzellen eine wichtige Rolle spielt.

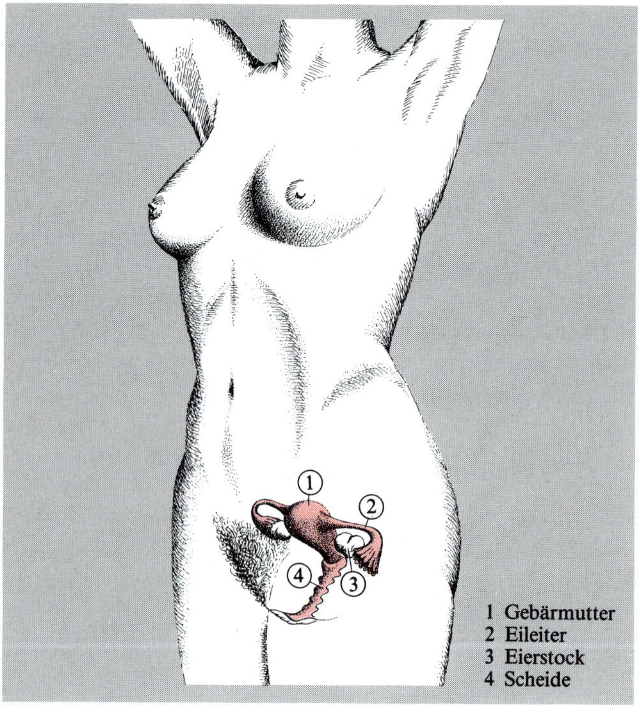

Abb. 2: Übersicht über die Lage der inneren Geschlechtsorgane der Frau

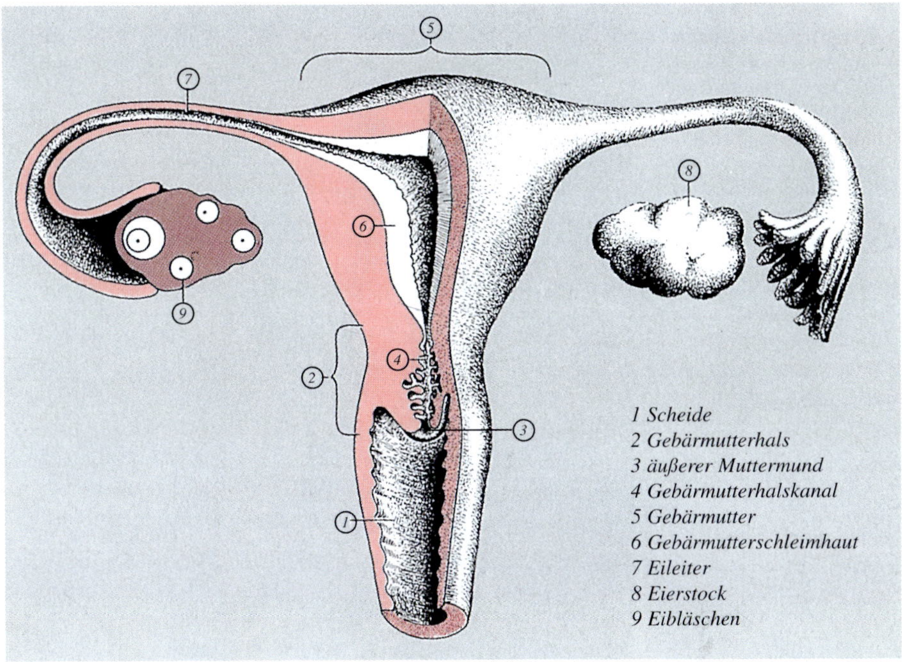

Abb. 3:
Schnitt durch die weiblichen Geschlechtsorgane

Der *Gebärmutterkörper* selbst ist ein birnenförmiges Gebilde, dessen Wände aus kräftigen Muskelschichten bestehen. Diese Wände sind innen ebenfalls mit einer Schleimhaut *(Gebärmutterschleimhaut)* ausgekleidet, die in einem monatlichen Rhythmus aufgebaut und mit der Menstruation (Regelblutung) wieder abgestoßen wird.

Hier, im Innenraum der Gebärmutter, der sogenannten *Gebärmutterhöhle*, ist der Ort, wo das Kind über 9 Monate heranwächst und ernährt wird.

Die *Eileiter* liegen in der Bauchhöhle und münden beiderseits in den oberen Anteil der Gebärmutter. Die Enden der Eileiter sind fingerförmig ausgezogen, frei beweglich und können sich beim Eisprung über den *Eierstock* legen, um die freiwerdende *Eizelle* aufzunehmen.

Die pflaumenförmigen Eierstöcke sind durch Bänder an beiden Seiten der Beckenwand befestigt. In jedem Eierstock sind bei einem neugeborenen Mädchen bereits alle Eizellen

Abb. 4:
Gebärmutter an den unfruchtbaren Tagen
a) Der Schleimpfropf verschließt den Gebärmutterhals für Samenzellen
b) Die Samenzellen sterben in der Scheide nach kurzer Zeit ab

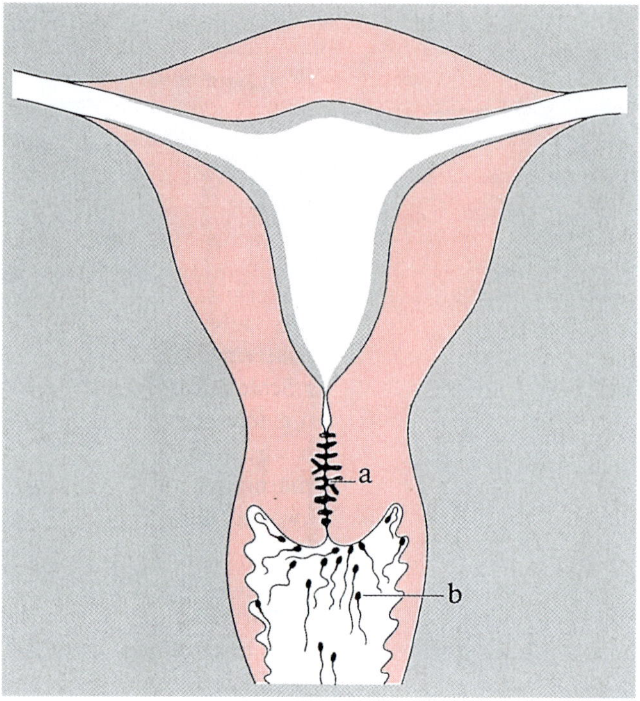

vorhanden, die jemals im Laufe des Lebens heranreifen werden. Jeder Eierstock enthält bei der Geburt ca. 400 000 Eizellen, von denen insgesamt nur etwa 400 zur vollen Reife gelangen. Außerdem werden in den Eierstöcken die weiblichen *Geschlechtshormone Östrogen**) und *Progesteron* gebildet.

Das Zusammenspiel von Zervixschleim und Samenzellen

Damit es überhaupt zu einer Schwangerschaft kommen kann, müssen die Samenzellen, die mit dem Samenerguß in den Körper der Frau gelangen, einen weiten Weg zurück-

*) Dabei handelt es sich eigentlich um mehrere verschiedene Östrogene, die hier zur Vereinfachung in dem Begriff »Östrogen« zusammengefaßt werden.

legen, bis sie die Eizelle erreichen. Die Samenzellen durchwandern von der Scheide aus den Gebärmutterhals und die Gebärmutterhöhle, um im Eileiter auf eine Eizelle zu treffen. Dieser Weg ist ihnen an den unfruchtbaren Tagen im Zyklus versperrt. Der im Gebärmutterhals gebildete Zervixschleim verschließt zu diesem Zeitpunkt als zäher, fester Pfropf den Zugang zur Gebärmutter. Deshalb können die Samenzellen nicht weiterwandern und bleiben in der Scheide. Da sie die saure Umgebung dort nicht vertragen, gehen sie innerhalb kurzer Zeit zugrunde (Abb. 4).

Einige Tage vor dem Eisprung verändern sich dann die Verhältnisse im Gebärmutterhals (Abb. 5): der Schleimpfropf löst sich auf, der Schleim wird wässriger, flüssiger und nimmt an Menge erheblich zu. Jetzt können die Samenzellen in den Schleim eindringen. Dort finden sie ideale Lebensbedingungen und die nötige Energie für ihre weitere Wanderung, denn der Zervixschleim ist reich an Zuckern, Salzen und Eiweißbestandteilen.

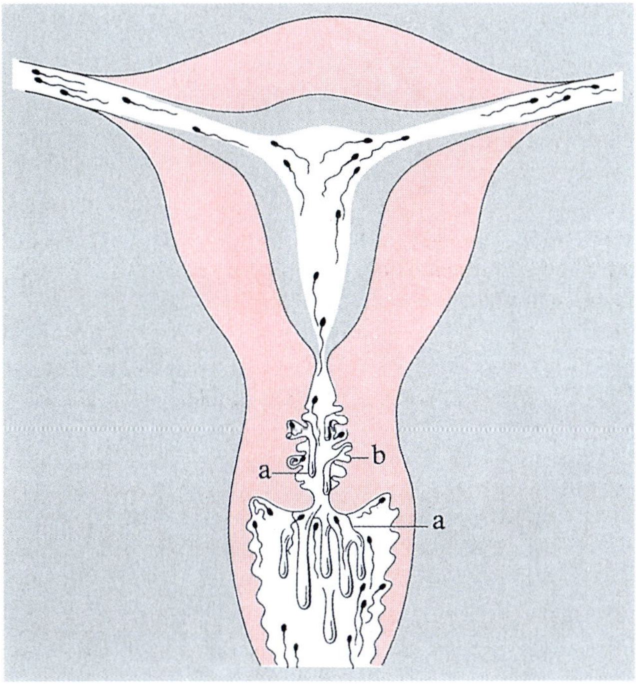

Abb. 5:
Gebärmutter an den fruchtbaren Tagen
a) Der Zervixschleim verflüssigt sich
b) Die Krypten werden weiter und die Samenzellen können hinaufwandern

In den Krypten des Gebärmutterhalses, wo der Schleim gebildet wird, können die Samenzellen etwa 2–4 Tage überleben und auf den Eisprung warten.

Abb. 6: Weg der Samenzellen von ihrem Bildungsort im Hoden des Mannes bis zum Ort der Befruchtung im Eileiter der Frau

Der Weg der Samenzellen

Bei jedem Samenerguß werden etwa 200 bis 700 Millionen Samenzellen durch Samenleiter und Harnröhre hinausgeschleudert. In der fruchtbaren Zeit dringen sie von der

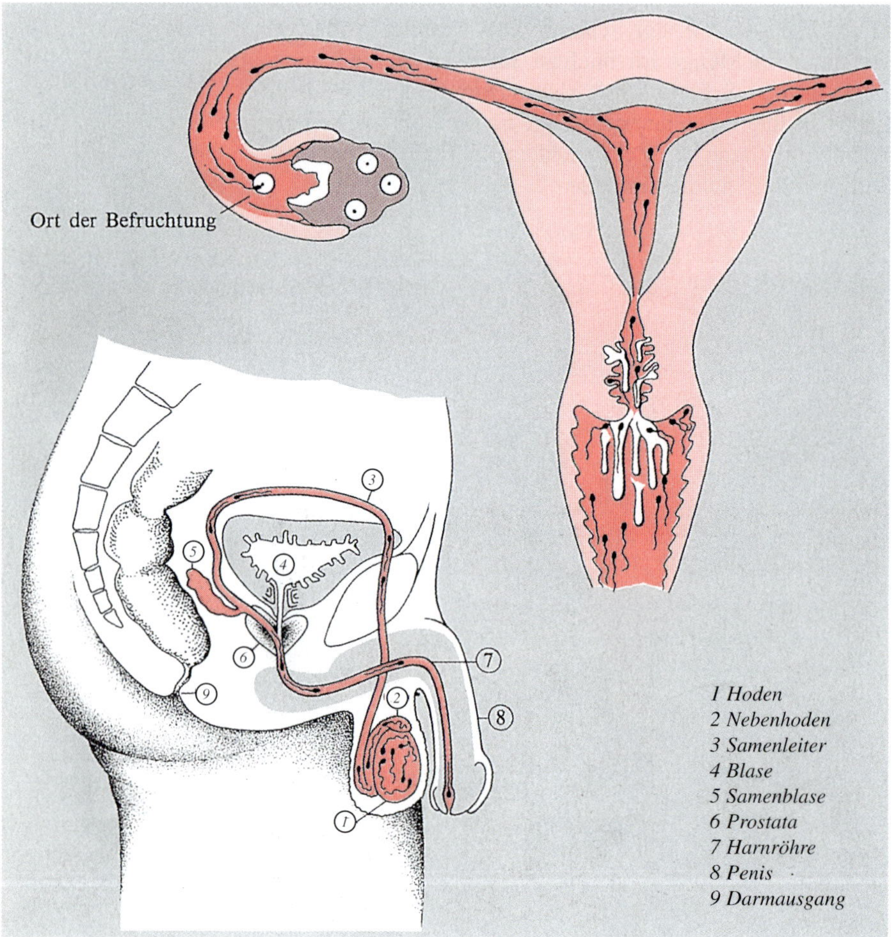

Scheide aus in den Zervixschleim ein und verteilen sich in den Krypten des Gebärmutterhalses (Abb. 6). Die ersten haben schon eine Stunde nach dem Samenerguß den 15 bis 18 cm langen Weg zum Eileiter zurückgelegt. Die anderen steigen innerhalb der nächsten Tage laufend durch die Gebärmutter zu den Eileitern auf. Da also die Samenzellen im Gebärmutterhals einige Zeit auf den Eisprung warten können, ist eine Befruchtung auch noch mehrere Tage nach dem Verkehr möglich.

Befruchtung, Einnistung und Schwangerschaft

Obwohl gewöhnlich mehrere Samenzellen die Eizelle erreichen, dringt bei der Befruchtung nur eine einzige Samenzelle in die Eizelle ein und verschmilzt mit ihr (Abb. 7 und 8a). Danach verschließt sich die Eizelle für weitere Samenzellen. Ein neues Leben beginnt.

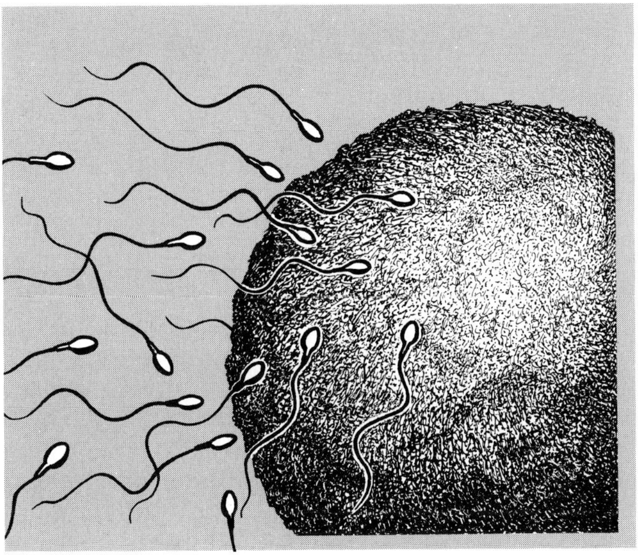

Abb. 7: Eizelle (rechts, Ausschnitt) und Samenzellen (schematische Darstellung)

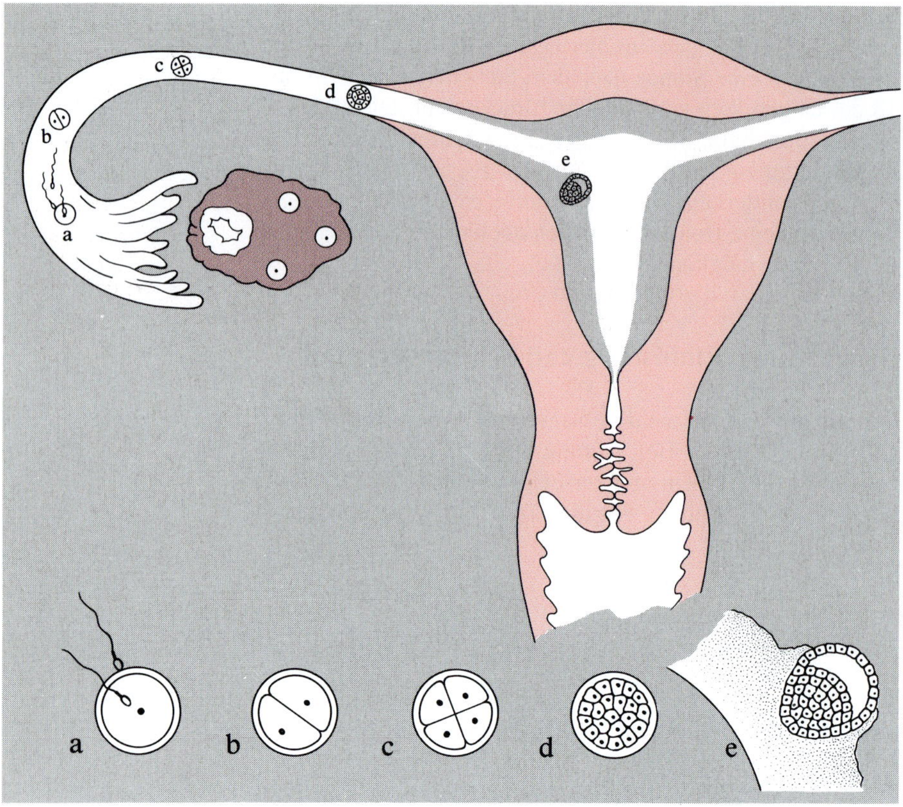

Abb. 8:
Entwicklung und Weg der befruchteten Eizelle
a) Befruchtung der Eizelle
b)–d) Wanderung und Zellteilung
e) Einnistung

Die befruchtete Eizelle beginnt sofort mit der Zellteilung (Abb. 8b–d). Gleichzeitig wird sie mit Hilfe von Flimmerhärchen, die den Eileiter auskleiden, und durch Muskelbewegungen des Eileiters in Richtung Gebärmutter transportiert. Sie erreicht die Gebärmutter zu einem Zeitpunkt, an dem die Gebärmutterschleimhaut bereits für eine Einnistung und Schwangerschaft vorbereitet ist. Etwa 6 Tage nach der Befruchtung kommt es zur Einnistung der befruchteten Eizelle in die Gebärmutterwand (Abb. 8e). In den folgenden 9 Monaten wächst das Kind heran.

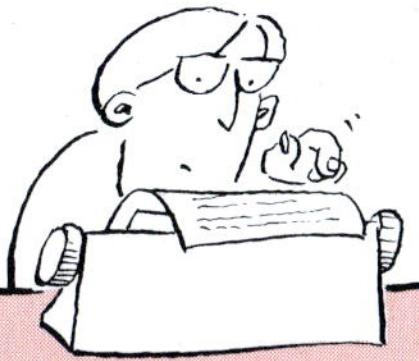

Dienstag, 31. Dezember (Thomas)

»Heute hat mir meine Frau erklärt, daß sie mit der bisherigen Art und Weise der Verhütung nicht mehr zufrieden ist. Ich bin ganz erschlagen. Sie kam von einer Freundin und erzählte ganz begeistert von irgendwelchen natürlichen Methoden. Jetzt ist sie fest entschlossen, sich für einen NFP-Kurs, wie sie das nennt, anzumelden und erwartet natürlich, daß ich mitgehe. So richtige Lust habe ich ja nicht dazu, und ein bißchen komisch ist mir die Sache auch, aber ehe ich mir nachher irgend etwas erzählen lasse, gehe ich lieber mit und höre mir die Sache an.«

Der weibliche Zyklus

Wenn eine Eizelle in einem Zyklus nicht befruchtet worden ist, geht sie zugrunde und ca. 12–16 Tage nach dem Eisprung tritt die Periodenblutung (Menstruation) ein. Danach reift in einem der beiden Eierstöcke wieder eine befruchtungsfähige Eizelle heran. Sie wird beim Eisprung aus dem Eierstock freigegeben und vom Eileiter aufgenommen. Wieder kommt es 12–16 Tage nach dem Eisprung zur Blutung, wenn die Eizelle nicht befruchtet wurde.

Immer wiederkehrendes Geschehen

Dieses immer wiederkehrende Geschehen nennt man den *Zyklus der Frau.* Er wird von Zentren im Gehirn gesteuert und *beginnt mit dem ersten Tag der Menstruationsblutung und endet mit dem letzten Tag vor der nächsten Blutung.*

Der Zyklusverlauf läßt sich in zwei Phasen einteilen: in eine Phase *vor* und in eine Phase *nach* dem Eisprung. Was in jeder Phase geschieht, signalisiert der Körper durch Veränderungen, die eine Frau als »Zeichen der Fruchtbarkeit« selbst beobachten kann.

Die Phase vor dem Eisprung

Mit Beginn eines Zyklus reifen mehrere *Eibläschen (Follikel)* mit darin liegenden Eizellen heran, wobei nur das jeweils am weitesten entwickelte Eibläschen platzt und seine Eizelle freigibt, während die anderen sich wieder zurückbilden. In der Wand der wachsenden Eibläschen wird ein *Hormon* gebildet: *das Östrogen.* Je größer die Eibläschen werden, desto mehr Östrogen wird gebildet und in die Blutbahn abgegeben. In den letzten Tagen vor dem Eisprung werden die höchsten Östrogenwerte gemessen (Abb. 9).

Die Wirkungen des Östrogen

Das in der Blutbahn kreisende Östrogen zeigt im wesentlichen zwei Wirkungen auf die Gebärmutter:

- Die Gebärmutterschleimhaut, die bei der vorausgegangenen Periodenblutung abgestoßen wurde, wird wieder neu aufgebaut.
- Je mehr Östrogen die Eibläschen produzieren, desto mehr verändert sich der Zervixschleim. Er verflüssigt sich und nimmt an Menge erheblich zu.

Der Schleim fließt nun an den Scheidenwänden entlang zum Scheideneingang hinunter. Hier kann er von der Frau äußerlich wahrgenommen werden. Er signalisiert ihr, daß im Eierstock ein Eisprung vorbereitet wird.

Die Phase nach dem Eisprung

Nach dem Eisprung fällt das leere Eibläschen zusammen und wandelt sich in eine Drüse um, die wegen ihrer Farbe Gelbkörper genannt wird.

Der *Gelbkörper* bildet zusätzlich zum Östrogen *das Hormon Progesteron* (Abb. 9).

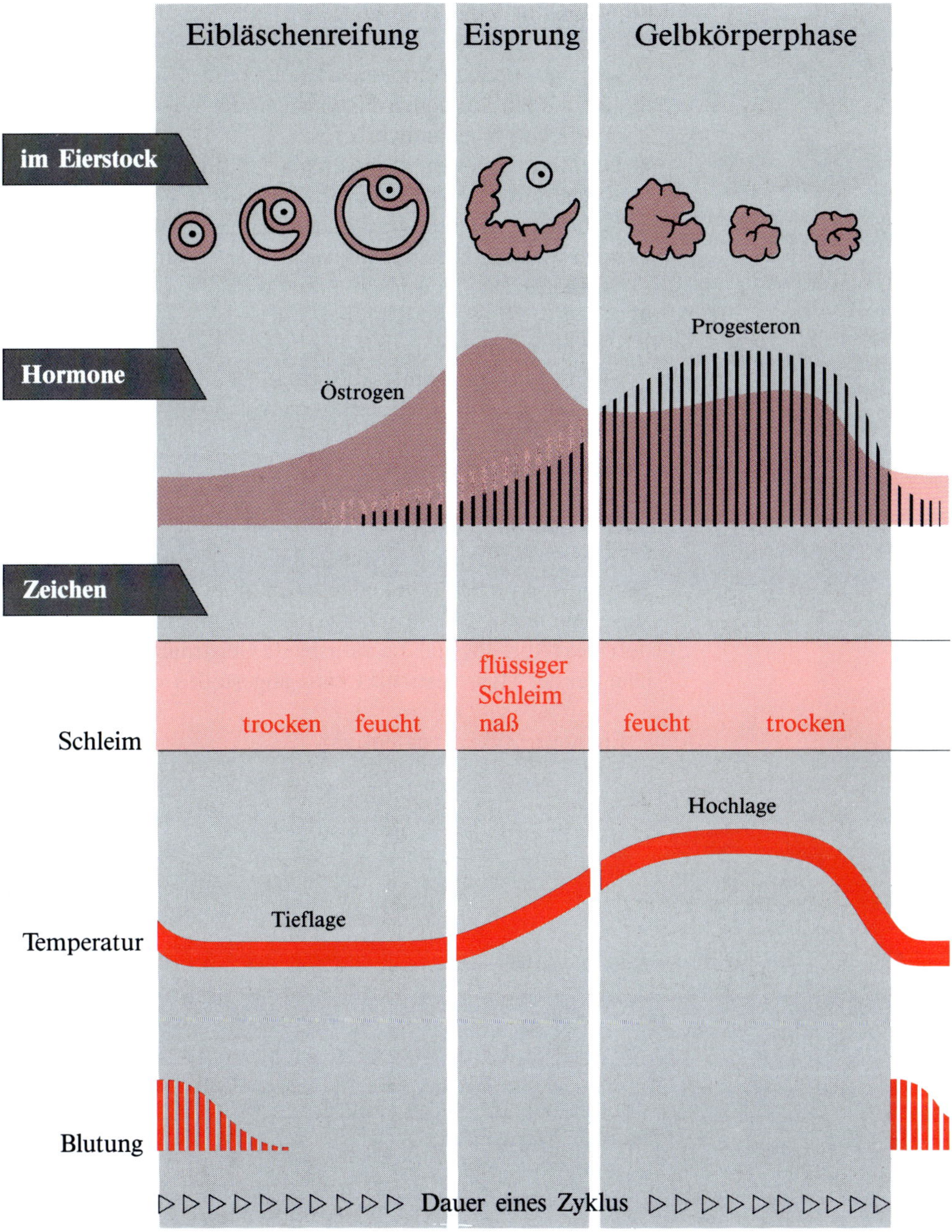

Abb. 9: Übersicht über die hormonellen Veränderungen im Körper der Frau und deren Auswirkungen innerhalb eines Zyklus

Die Wirkungen des Progesteron

Das Progesteron hat unter anderem folgende Wirkungen:

- Die aufgebaute Gebärmutterschleimhaut wird auf eine mögliche Einnistung vorbereitet.
- Der Zervixschleim wird weniger, zähflüssig und dichtet wieder pfropfartig den Gebärmutterhalskanal ab. Er rinnt nicht mehr die Scheide hinunter und kann infolgedessen auch am Scheideneingang nicht mehr wahrgenommen werden.
- Die Körpertemperatur steigt um einige Zehntel Grad Celsius an und bleibt bis zum Ende des Zyklus erhöht (Temperaturhochlage) (Abb. 10).
  Die Temperaturhochlage zeigt an, daß nun die fruchtbare Zeit zuende ist und bis zum Ende des Zyklus kein Eisprung mehr stattfinden kann.

Wenn keine Befruchtung stattgefunden hat, geht der Gelbkörper 12–16 Tage nach dem Eisprung zugrunde, und die Bildung von Progesteron und Östrogen geht zurück. Das hat zur Folge, daß die Temperatur wieder absinkt (Temperaturtieflage) (Abb. 10) und die aufgebaute Gebärmutterschleimhaut bei der Menstruationsblutung abgestoßen wird.

Ein neuer Zyklus beginnt …

Abb. 10: Temperaturverlauf über zwei Zyklen

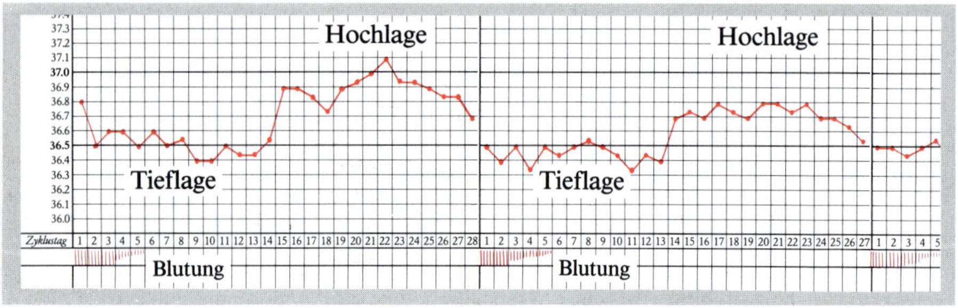

Die sympto-thermale Methode

Das Prinzip der im folgenden dargestellten Methode beruht auf der Kombination der beobachteten Körperzeichen von Zervixschleim (sympto) und Temperatur (thermal). Dadurch erhält die hier dargestellte Natürliche Familienplanung ihren Namen.

Beobachtung der Körperzeichen

Jede gesunde Frau im geschlechtsreifen Alter kann an ihrem Körper regelmäßig auftretende Veränderungen beobachten, die mit dem natürlichen Rhythmus von Fruchtbarkeit und Unfruchtbarkeit in Verbindung stehen. Das auffälligste Körperzeichen ist die Regelblutung. Das Einsetzen der Regelblutung zeigt den Beginn eines neuen Zyklus an, in dessen Verlauf normalerweise ein Eisprung stattfindet. Der Eisprung selbst kann weder direkt gefühlt noch gesehen werden und läßt sich deshalb nicht auf einen bestimmten Tag festlegen. Es ist aber möglich, den Zeitraum, in dem er stattfindet, durch Beobachtung von Zervixschleim und Körpertemperatur einzugrenzen. Auch die Selbstuntersuchung des Gebärmutterhalses kann zur Bestimmung der fruchtbaren Zeit mit herangezogen werden. Es gibt noch weitere Körperzeichen, die mit dem Zyklusgeschehen zusammenhängen, z. B. Veränderungen der Brust, Mittelschmerz, Stimmungsschwankungen, Hautunreinheiten. Diese Zeichen werden aber nicht von allen Frauen beobachtet und treten nicht regelmäßig in jedem Zyklus auf (s. S. 91 ff.).

Eisprung nicht auf bestimmten Tag festzulegen

Die Veränderungen des Zervixschleims und der Körpertemperatur dagegen sind Zeichen, die normalerweise jede Frau beobachten kann. Doch nur wenn sie dies regelmäßig tut und ihre Beobachtungen in ein Zyklusblatt einträgt, kann sie sie richtig deuten und so die fruchtbare und unfruchtbare Zeit nach genau festgelegten Regeln bestimmen.

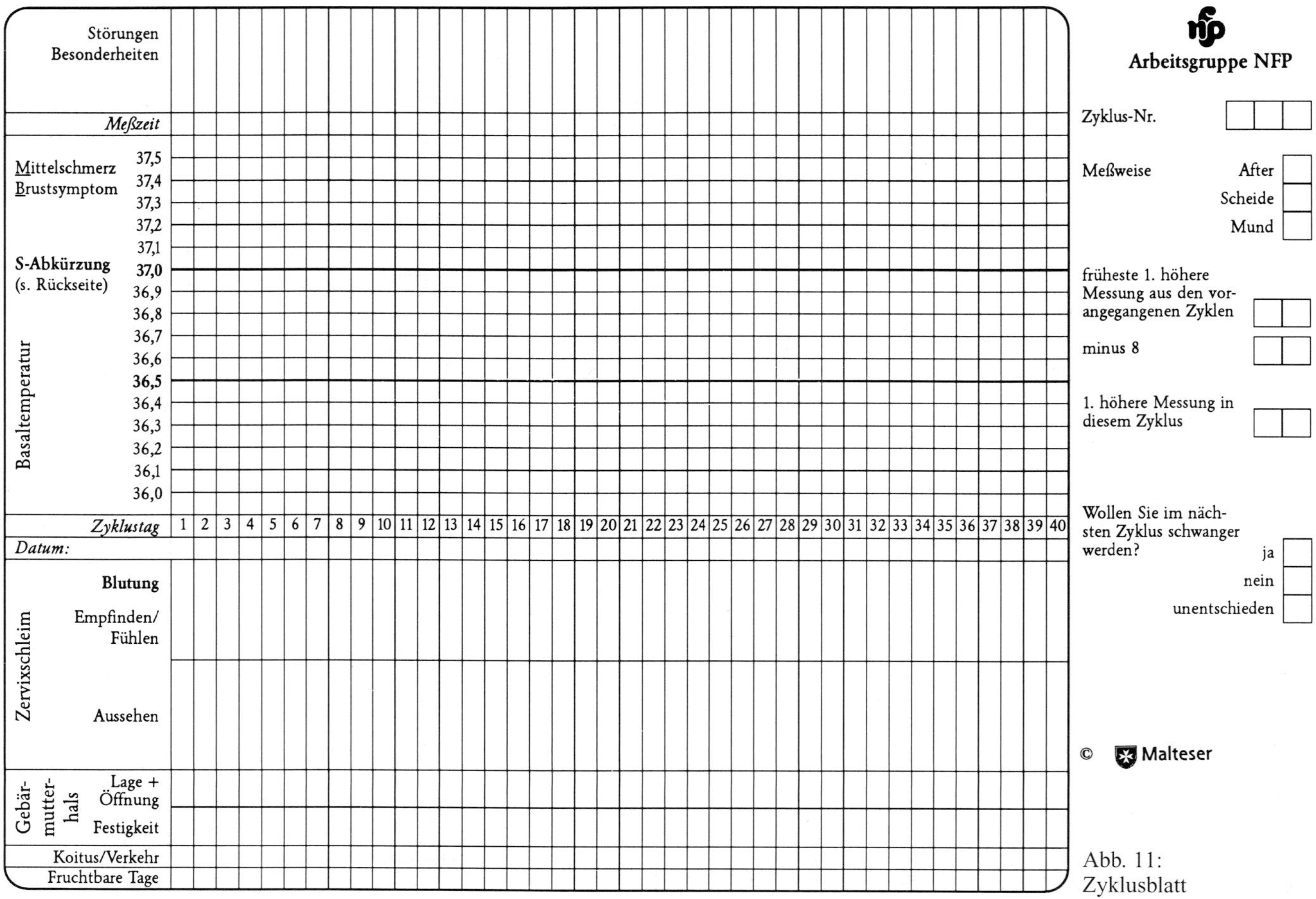

Abb. 11:
Zyklusblatt

Das Zyklusblatt

Das Zyklusblatt ist wie ein Tagebuch (Abb. 11). Darin werden sowohl alle Beobachtungen aufgezeichnet, die mit dem Fruchtbarkeitsgeschehen zusammenhängen als auch Faktoren, die es beeinflussen können.

Wegweiser durch das Zyklusblatt ist die schmale Zeile »Zyklustag«, die Aufzeichnungen bis zu 40 Tagen zuläßt.

Die Blutung

Mit dem ersten Tag der Regelblutung (Menstruation, Periode, Monatsblutung) wird das Zyklusblatt angelegt (Abb. 12). Dieser Tag ist gleichzeitig der erste Zyklustag. Das Datum dieses Tages wird in der Datumszeile unter dem Zyklustag 1 notiert und die Datumszeile fortlaufend ausgefüllt.

Unter der Datumszeile wird die Blutung eingetragen. Ihre Stärke wird mit Strichen unterschiedlicher Länge angedeutet.

Abb. 12: Der vorliegende Zyklus dauert 26 Tage. Der 27. Tag ist der erste Tag des nächsten Zyklus und wird als solcher in ein neues Zyklusblatt eingetragen

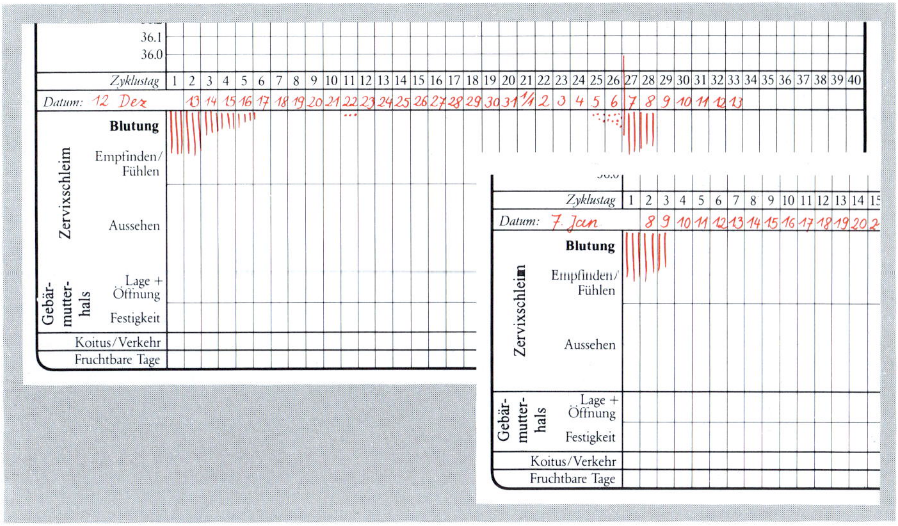

Ganz leichte Blutungen (Schmierblutungen) werden durch Punkte gekennzeichnet.

Alle Blutungen im Laufe eines Zyklus werden aufgezeichnet.

Manche Frauen haben bereits vor dem Einsetzen der eigentlichen Menstruation Schmierblutungen. Diese Tage zählen noch zum vorangegangenen Zyklus. Der neue Zyklus beginnt erst an dem Tag, an dem die Blutung in gewohnter Stärke einsetzt.

Der Zervixschleim

Die Beobachtung des Zervixschleims und seiner Veränderungen ist ein wichtiger Teil der NFP-Methode. Viele Frauen bemerken ab und zu etwas wie »Ausfluß« im Scheidenbereich. Nur wenige wissen, daß es sich hierbei um Zervixschleim handelt und bringen ihn mit ihrer Fruchtbarkeit in Verbindung.

Wie wird der Zervixschleim beobachtet?

Eine Frau kann den Zervixschleim auf verschiedene Weise beobachten: Sie kann ihn empfinden, fühlen und sehen.

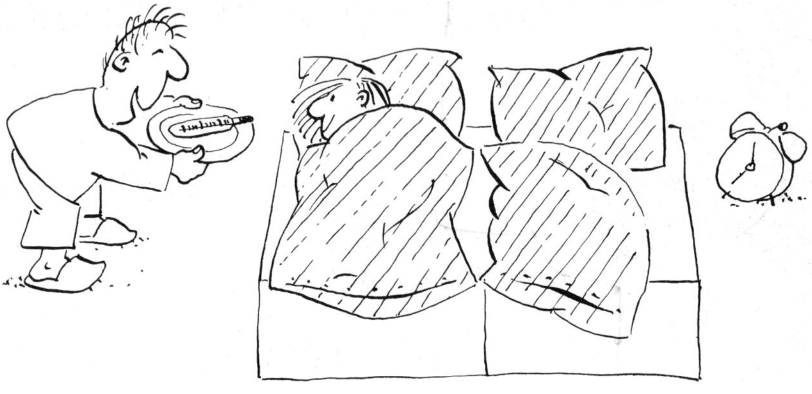

Empfinden:

Tagsüber sollte sich die Frau ab und zu bewußt machen, was sie am Scheideneingang empfindet. Vielleicht hat sie das Gefühl, daß es dort trocken ist und eventuell sogar unangenehm juckt. Oder sie spürt einfach gar nichts. An manchen Tagen empfindet sie den Scheideneingang feucht oder naß, bzw. bemerkt sogar, daß im Laufe des Tages immer wieder Schleim in Schüben aus der Scheide rinnt. Einige Frauen beschreiben es »als wenn tröpfchenweise Urin abgeht«.

Fühlen:

Eine Frau kann den Zervixschleim nicht nur empfinden, sondern auch mit ihrem Tastsinn erfassen. Wenn eine Frau mit dem Finger oder mit dem Toilettenpapier über den Scheideneingang wischt, merkt sie vielleicht, daß Finger oder Papier an einigen Tagen besser darübergleiten als an anderen Tagen. Der Scheideneingang fühlt sich dann schlüpfrig, rutschig oder glitschig an, ähnlich wie Öl auf der Haut oder Seife zwischen den Fingern.

Sehen:

An manchen Tagen ist der Zervixschleim sichtbar (Abb. 13). Hat eine Frau mit dem Finger oder mit dem Toilettenpapier über den Scheideneingang gewischt, sollte sie darauf achten, ob Schleim daran haften geblieben ist und wie er aussieht: Ist er gelblich, weißlich, glasig oder rötlich? Ist er

Abb. 13:
Aussehen des Zervixschleims:
– klumpig, weißlich dicklich, oder gelblich

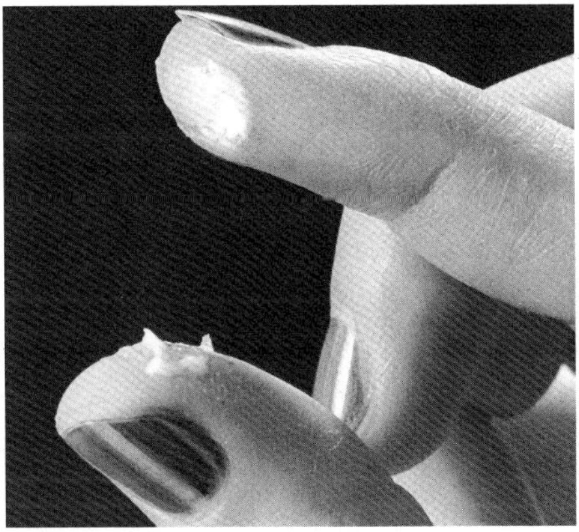

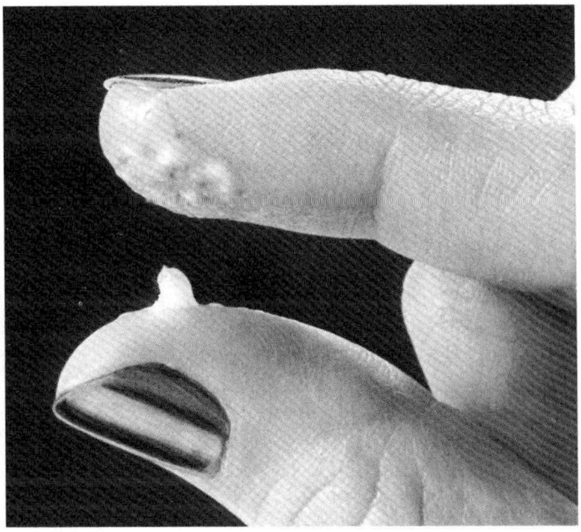

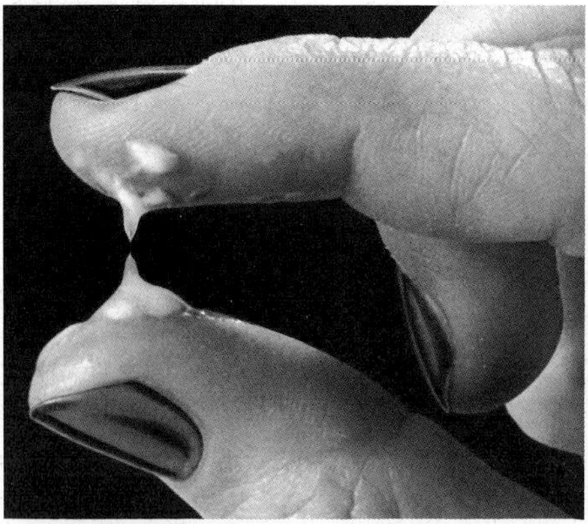
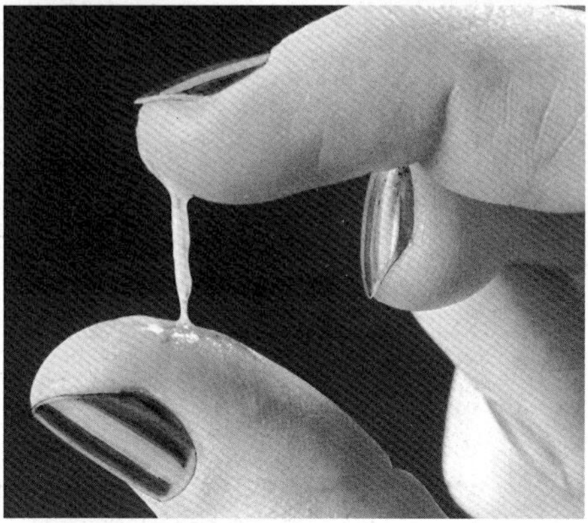
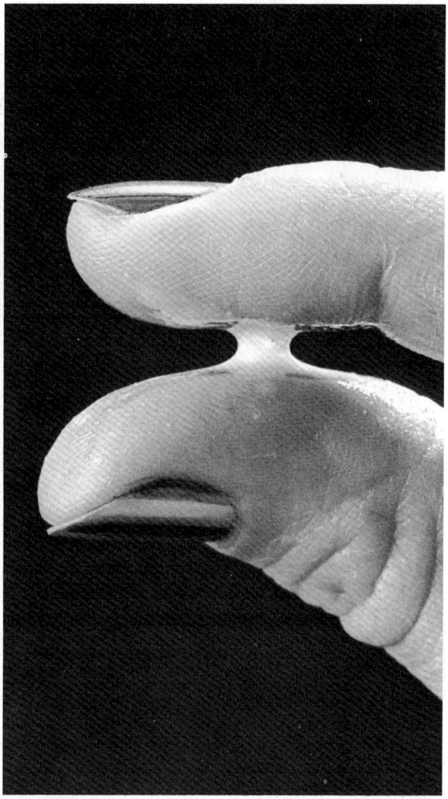
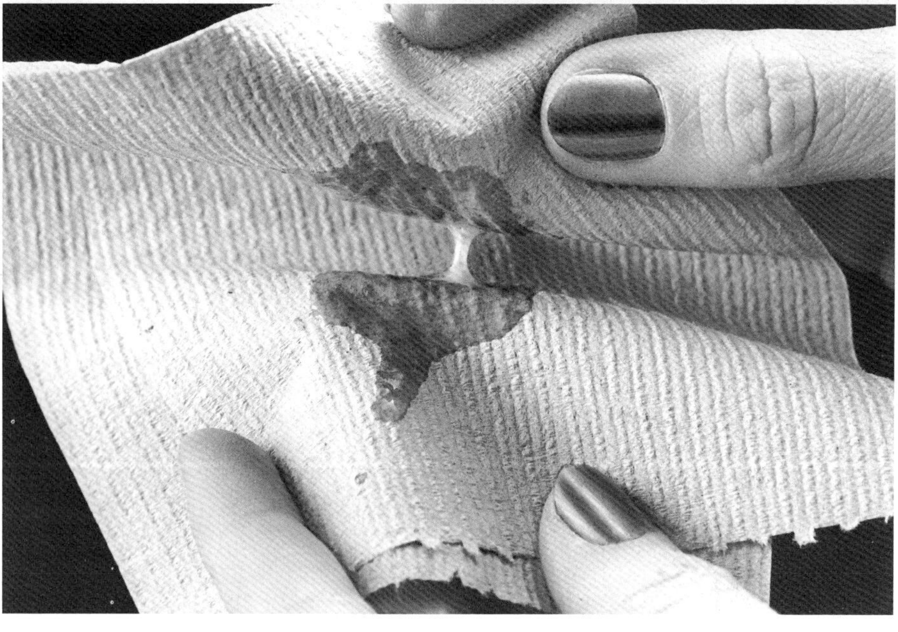

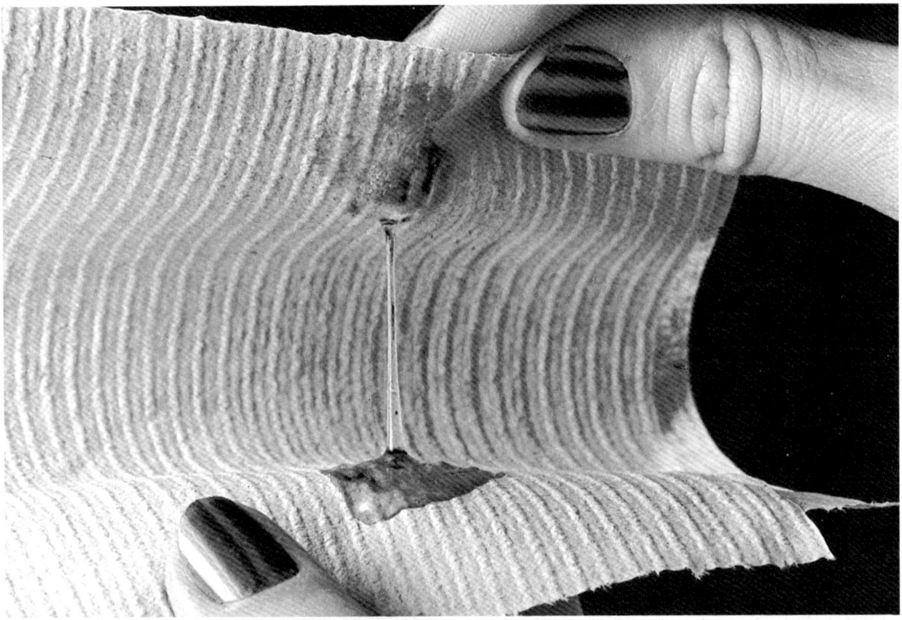

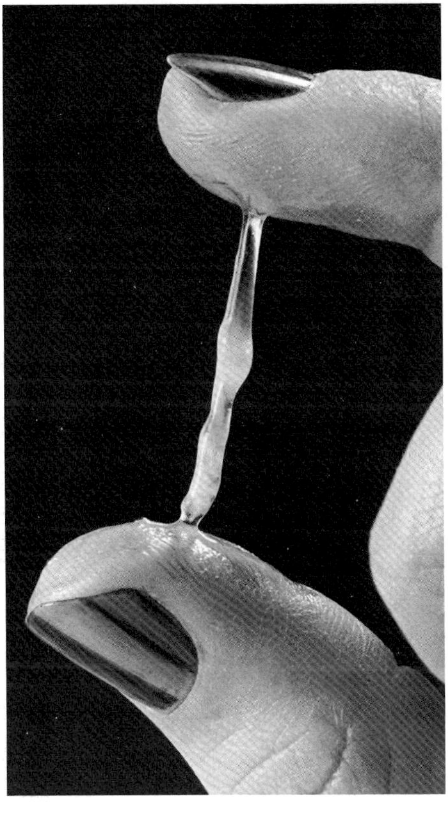

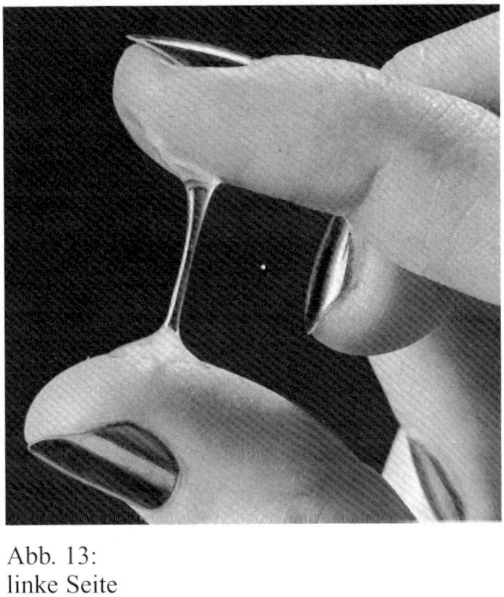

Abb. 13:
linke Seite
- weißlich, cremig (oben links)
- weißlich, trüb (oben rechts)
- weißlich oder gelblich, etwas zäh elastisch (mitte links)
- weißlich, trüb (unten)

rechte Seite
- glasig, dehnbar, fadenziehend (oben und unten rechts)
- glasig mit weißlichen Schlieren durchsetzt, wie rohes Eiweiß (unten links)

Abb. 13:
Zervixschleim
glasig spinnbar

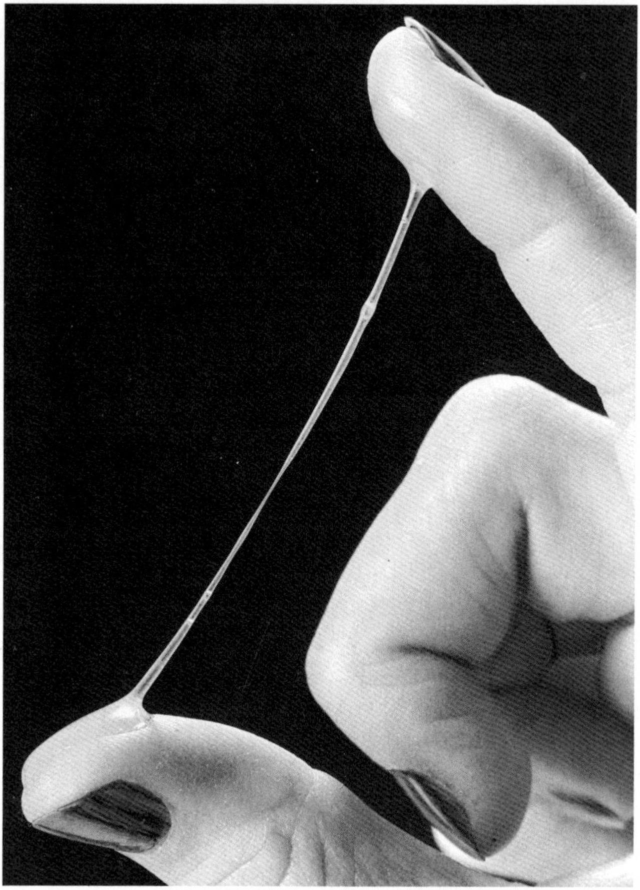

klumpig, cremig, geleeartig oder dehnbar wie rohes Eiweiß? Ob der Schleim dehnbar ist, kann eine Frau dadurch prüfen, daß sie das Toilettenpapier nach dem Abwischen zusammen- und wieder auseinanderfaltet. Sie sieht dann, ob sich der Schleim als Faden auseinanderziehen läßt. Dasselbe läßt sich natürlich auch mit den Fingern prüfen. Dehnbarer Schleim fühlt sich ähnlich an wie rohes Eiweiß und sieht häufig auch so aus.

Manche Frauen beobachten, daß beim Wasserlassen oder Stuhlgang der Schleim schon durch leichtes Pressen in langen Fäden mit abgeht. Er liegt dann dem Stuhl auf oder schwimmt im Wasser.

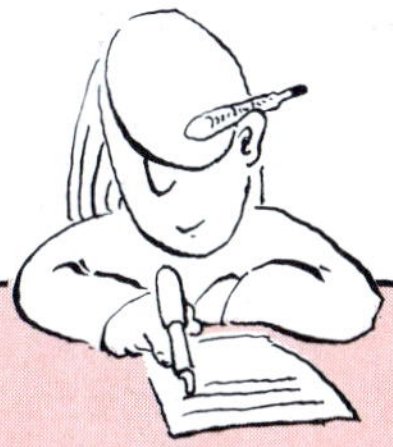

Mittwoch, 26. Februar (Denise)

»Heute war unser erster Kursabend. Ich bin so froh, daß Thomas trotz aller Bedenken mitgegangen ist. Er war auch ganz erleichtert, noch andere Männer dort anzutreffen. Mir hat die Anwesenheit der anderen Frauen Mut gemacht, auch wenn wir uns alle noch fremd waren. So hatte ich das Gefühl, mit meinem Entschluß doch nicht ganz so falsch zu liegen.
Der Kurs selber hat mir dann viel Spaß gemacht. Es war wahnsinnig interessant zu hören, wie unser Körper funktioniert und was ich als Frau alles beobachten kann. Einiges war eigentlich gar nicht so furchtbar neu dabei. Zum Beispiel dieses Gefühl an der Scheide und wie der Schleim aussieht. Aber ich hatte das bisher nie mit meiner Fortpflanzungsfähigkeit in Verbindung gebracht. Etwas Bedenken habe ich allerdings mit der Temperatur. Ob das wohl gutgehen wird, regelmäßiges Messen und so?«

Wie verändert sich der Zervixschleim im Laufe eines Zyklus?

Nach der Menstruationsblutung können einige Tage folgen, an denen die Frau den Scheideneingang als trocken empfindet, vielleicht sogar als unangenehm und juckend. Es ist aber auch möglich, daß sie nichts spürt und nichts sieht. Anschließend macht sich der aufkommende Schleim oft nur als feuchtes Gefühl bemerkbar, ohne daß er am Scheideneingang sichtbar wird. In anderen Fällen ist er von Anfang an gleichzeitig zu spüren und zu sehen.

Üblicherweise erscheint der Zervixschleim zu diesem Zeitpunkt noch trüb, weißlich oder gelblich und ist dicklich, cremig, klumpig, klebrig oder zäh-elastisch und nicht dehnbar (Abb. 13). Manchmal sieht er aus wie Quark oder wie Mehl, das mit Wasser zu klebrigen Klumpen vermengt wurde.

Wie rohes Eiweiß

Je näher der Eisprung rückt – je mehr Östrogen gebildet wird – desto mehr Schleim wird gebildet und desto besser wird er in seiner Qualität. Er wird dann meist klar, glasig, durchsichtig, und hat manchmal einen leichten Gelbstich oder ist mit weißlichen Schlieren durchzogen (Abb. 13). Gleichzeitig wird er dehnbar und fühlt sich glitschig und schlüpfrig an. Wegen dieser Eigenschaften ist er mit rohem Eiweiß vergleichbar. Manchmal verflüssigt sich der Schleim derartig, daß er wegrinnt wie Wasser und nicht mehr sichtbar ist. Die Frau empfindet dann ihren Scheideneingang als ausgesprochen naß.

Um die Zeit des Eisprungs hat die Schleimentwicklung somit ihre höchste Ausprägung erreicht. Danach kommt es wieder zu einer Rückentwicklung des Zervixschleims: Er wird erneut trüb und klumpig, verliert seine Dehnbarkeit, wird weniger oder verschwindet vollständig, so daß am Scheideneingang nichts mehr oder nur noch Trockenheit empfunden wird.

Individuelles Schleimmuster

Die Erfahrung zeigt, daß jede Frau ihr individuelles Schleimmuster hat. Bei der einen Frau entwickelt sich der Zervixschleim von trocken über feucht und dicklich hin zu glasig und dehnbar, bei der anderen Frau von nichts direkt auf sichtbaren weißlichen Schleim, ohne jemals die höchste Ausprägung von dehnbarem, glasigem Schleim zu erreichen. Immer jedoch ist nach einer Qualitätssteigerung ein deutlicher *Umschwung* und eine Minderung der Zervixschleimqualität festzustellen.

Im allgemeinen verläuft bei einer Frau das Schleimmuster in aufeinanderfolgenden Zyklen ähnlich. Es kann aber gelegentlich auch vorkommen, daß der Schleim sich in einem neuen Zyklus anders entwickelt, als die Frau es bisher gewohnt war.

Eintragung ins Zyklusblatt

Der Schleim wird tagsüber beobachtet und erst abends in das Zyklusblatt eingetragen (Abb. 14). Hier ist jeweils eine

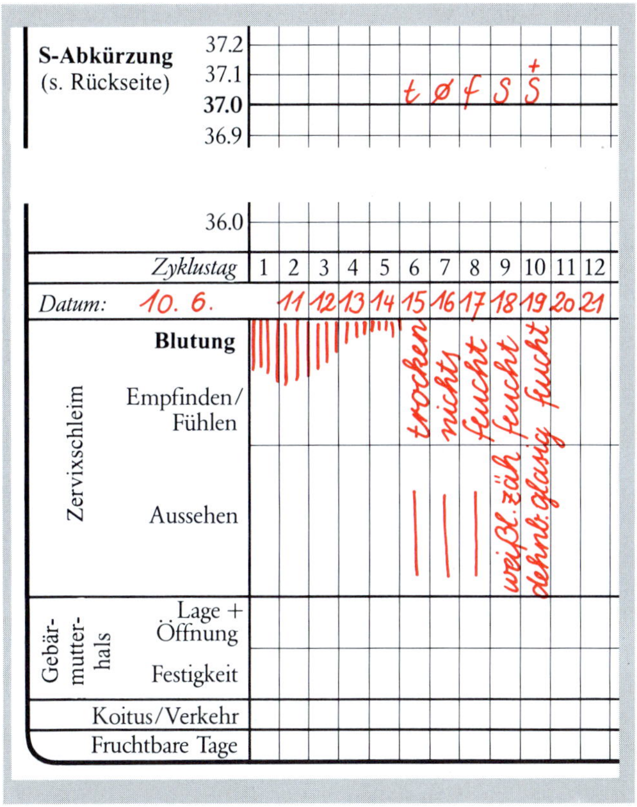

Abb. 14:
Eintragung der Schleimbeobachtungen und ihrer Abkürzungen

Spalte für Empfinden/Fühlen und eine für Aussehen vorgesehen. Selbst wenn nur einmal am Tag Schleim in geringer Menge aufgetreten ist, wird diese Beobachtung notiert.

Empfinden und Aussehen des Schleims können sich im Laufe des Tages verändern. Bei der abendlichen Eintragung wird trotzdem immer nur die für diesen Tag beste Qualität in der entsprechenden Spalte festgehalten.

Immer die beste Qualität

Beispiel: Wenn mittags eiweißartiger Schleim und nachmittags weißlich-dicklicher Schleim beobachtet wurde, wird für diesen Tag in die Spalte »Aussehen« »eiweißartig« notiert.

Zur Vereinfachung der späteren Auswertung werden die Zervixschleimbeschreibungen eines Tages in einer Abkürzung zusammengefaßt und auf die 37 °C-Linie eingetragen

Empfinden/Fühlen		**Aussehen**	**Abkürzung**
trocken, trockenes, rauhes, juckendes, unangenehmes Gefühl	und	nichts gesehen, kein Schleim am Scheideneingang	⇨ **t**
nichts gefühlt, keine Feuchtigkeit, keine Empfindung am Scheideneingang	und	nichts gesehen, kein Schleim am Scheideneingang	⇨ **ø**
feucht	aber	nichts gesehen, kein Schleim am Scheideneingang	⇨ **f**
feucht oder nichts gefühlt	und	dicklich, weißlich, trüb, cremig, klumpig, gelblich, klebrig, etwas zäh-elastisch, nicht ziehbar	⇨ **S**
feucht oder nichts gefühlt	und	glasig, glasklar, glasig durchscheinend, wie rohes Eiweiß (glasig mit weißlichen Fäden durchsetzt), fadenziehend, flüssig, so dünnflüssig, daß er »wegrinnt wie Wasser«, rötlich, rotbraun, gelblich-rötlich	⇨ $\overset{+}{S}$
naß, schlüpfig, rutschig, glitschig, wie eingeölt, weich, glatt	und/oder	glasig, glasklar, glasig durchscheinend, wie rohes Eiweiß (glasig mit weißlichen Fäden durchsetzt), dehnbar, spinnbar, fadenziehend, flüssig, so dünnflüssig, daß er »wegrinnt wie Wasser«, rötlich, rotbraun, gelblich-rötlich	⇨ $\overset{+}{S}$

Abb. 15: Einteilung der Schleimbeobachtung in Gruppen und ihre Abkürzungen

(Abb. 14). Abbildung 15 zeigt die Einteilung der Schleimbeobachtungen in verschiedene Kategorien mit den entsprechenden Abkürzungen. Wenn das Aussehen des Zervixschleims einerseits und Empfinden/Fühlen andrerseits in unterschiedliche Kategorien einzuordnen sind, dann richtet sich die Abkürzung immer nach der besseren Qualität.

Beispiel: Wenn eine Frau dehnbaren, glasigen Schleim gesehen, aber nur Feuchtigkeit gefühlt hat, trägt sie als Abkürzung $\overset{+}{S}$ ein.

Der Höhepunkt des Schleimsymptoms

Für die Auswertung der Zervixschleimbeobachtung ist es notwendig, den Höhepunkt der Zervixschleimentwicklung zu bestimmen.

Regel:
Der Höhepunkt des Schleimsymptoms ist der letzte Tag mit der individuell besten Schleimqualität.

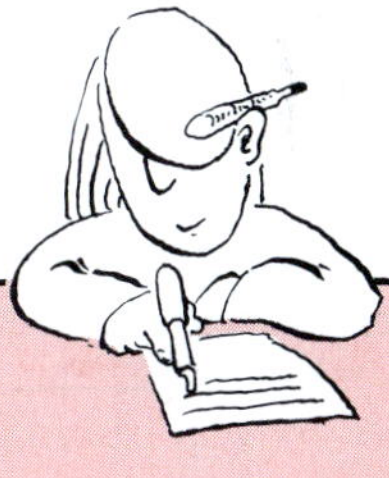

Mittwoch, 5. März (Denise)

»Hoffentlich stimmen meine Schleimbeobachtungen. Am liebsten würde ich sie gar nicht eintragen.«

Donnerstag, 6. März (Denise)

»Heute klappt's schon bedeutend besser mit dem Schleim. Ich hätte nie gedacht, daß ich so etwas kann: über Scheide und Schleim nachdenken, Schleim anfassen und mit anderen darüber reden.«

Freitag, 7. März (Denise)

»Der Schleim verändert sich. Heute mittag hatte ich plötzlich das Gefühl, aus Dir 'läuft' etwas hinaus. Und als ich dann nachgeschaut habe, war's klarer Schleim.«

Dieser Höhepunkt kann **immer erst im nachhinein,** also am Abend des folgenden Tages **bestimmt** werden, **wenn** der **Umschwung** zu einer minderen Zervixschleimqualität **erfolgt ist.** Er wird **mit »H«** über der entsprechenden Abkürzung **gekennzeichnet** (Abb. 16, 17 und 18).

Der Eisprung liegt in der Regel in einem Zeitraum von 2 Tagen vor bis zu 2 Tagen nach dem Höhepunkt.

Beispiel 1: Eine Frau beobachtet am 13., 14. und 15. Zyklustag glasigen und dehnbaren Schleim ($\overset{+}{S}$). Am 16. Tag ist der Schleim wieder trüb und dicklich (S). Nach diesem Umschwung weiß die Frau rückblickend, daß am 15. Zyklustag der Höhepunkt des Schleimsymptoms war (Abb. 16).

Beispiel 2: Hier beobachtet eine Frau keinen Zervixschleim, der in die $\overset{+}{S}$-Kategorie gehört. Sie hat lediglich einige Tage mit dicklichem, weißlichem und klumpigem Schleim, also Schleim der Kategorie S. In diesem Fall ist der Schleimhöhepunkt der letzte Tag mit S (Abb. 17).

Abb. 16: Der Höhepunkt des Schleimsymptoms ist in diesem Zyklus am 15. Tag

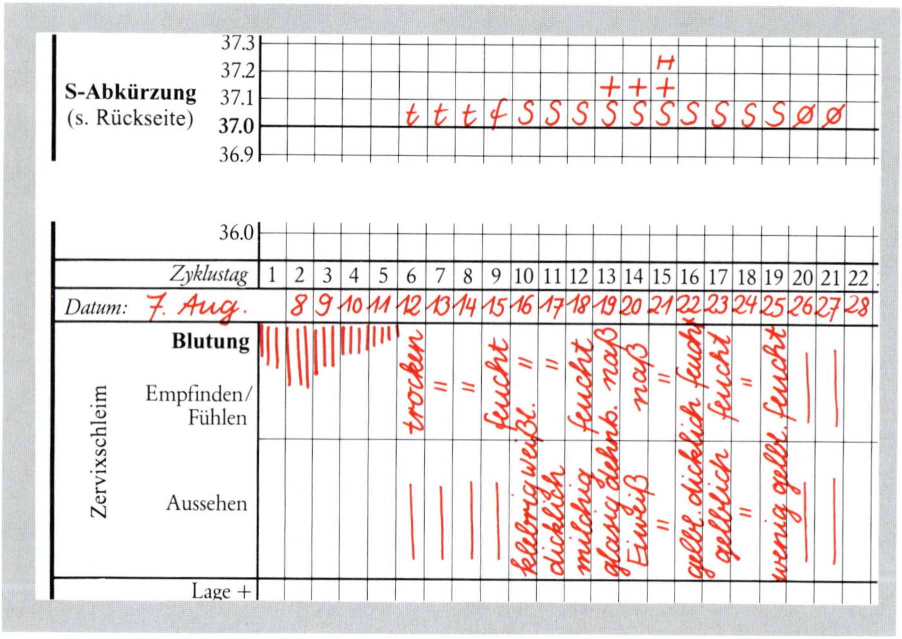

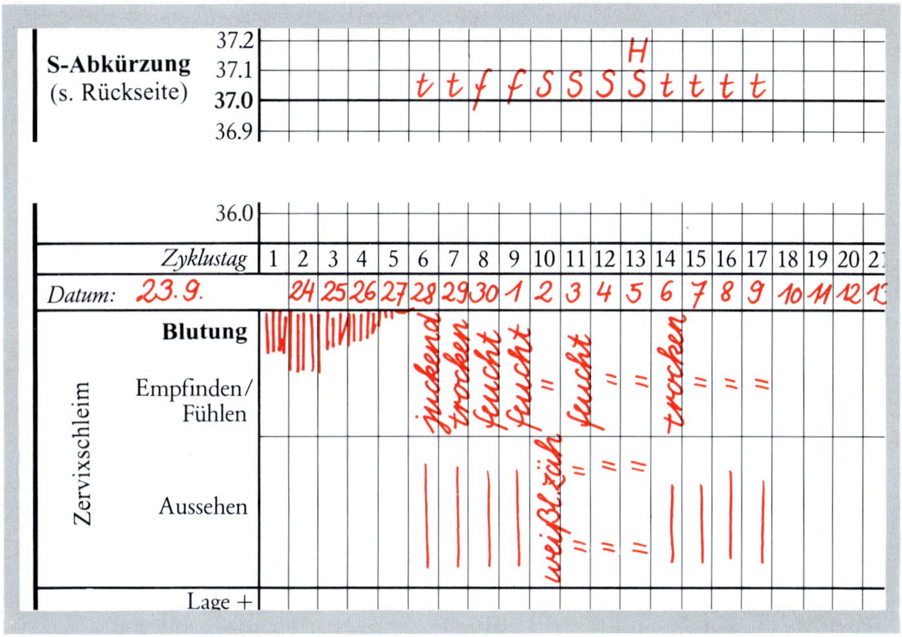

Abb. 17:
Der Höhepunkt des Schleimsymptoms ist in diesem Zyklus am 13. Tag

1.	ø	ø	ø	f	f	H S	ø	ø	ø	ø		
2.	ø	ø	f	ø	S	S	S	+ S	H + S	f	f	ø
3.	ø	ø	ø	S	S	+ S	+ S	H + S	S	ø	t	t
4.	t	t	t	t	f	f	H f	t	t	t	t	t

Abb. 18:
4 Beispiele für verschiedene Zervixschleimmuster

Sonderfall bei der Bestimmung des Schleimhöhepunkts

Bei manchen Frauen ist die Einteilung in S und $\overset{+}{S}$ für ihre individuellen Verhältnisse zu grob. Ihrer Beobachtung nach erfolgt der Umschwung zu einer minderen Qualität schon innerhalb der S- bzw. $\overset{+}{S}$-Kategorie. Um dies deutlich zu machen, können sie die nachfolgenden Abkürzungen der gleichen Kategorie einklammern (Abb. 19 und 20).

Diese Sonderregel darf jedoch nur dann angewandt werden, wenn bei einer Frau der Höhepunkt immer erst deutlich nach dem Temperaturanstieg ausgewertet werden kann.

Abb. 19:
Sonderfall bei der Bestimmung des Schleimhöhepunkts: In diesem Zyklus beobachtet die Frau eine deutliche Minderung der Zervixschleimqualität schon innerhalb der $\overset{+}{S}$-Kategorie. Der Höhepunkt ist hier am 15. Zyklustag. Die nachfolgenden Abkürzungen der gleichen Kategorie werden eingeklammert

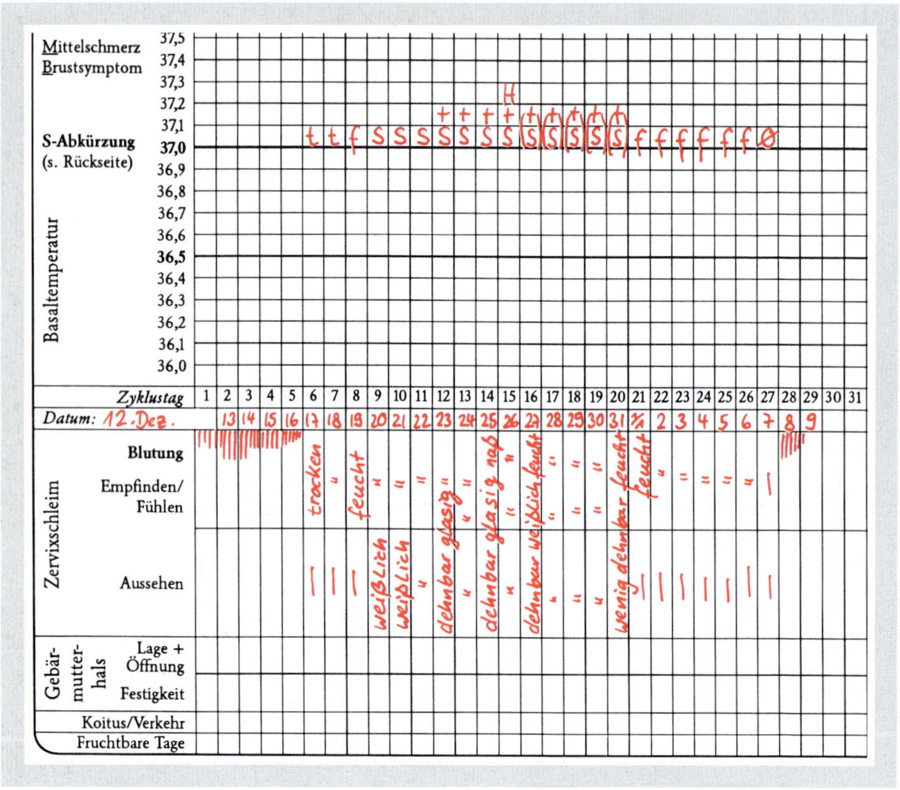

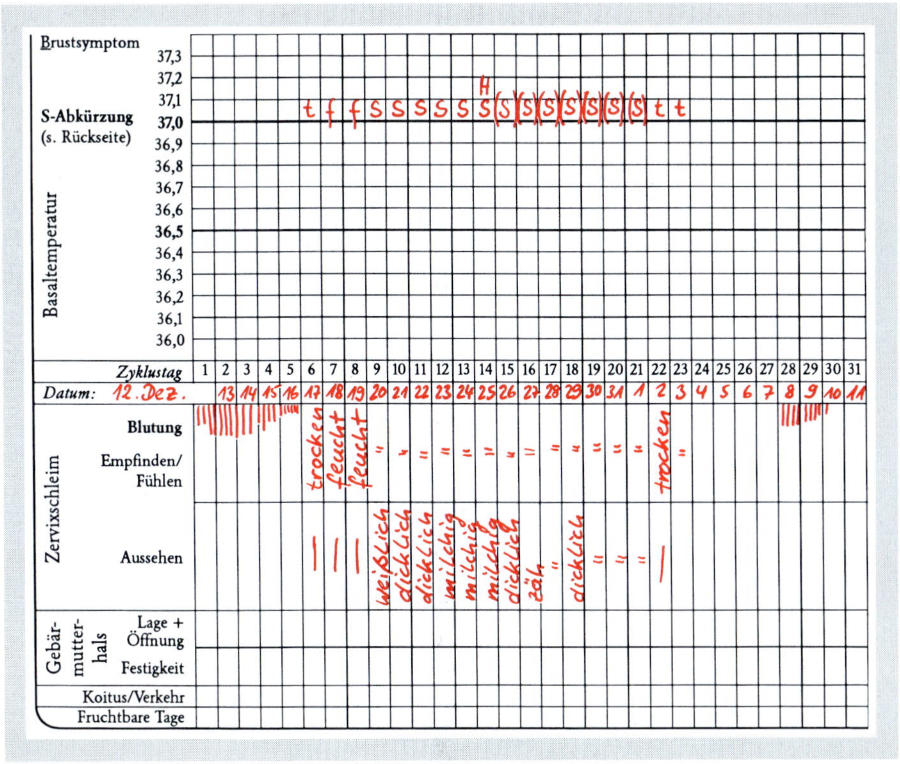

Abb. 20:
Sonderfall bei der Bestimmung des Schleimhöhepunkts: In diesem Zyklus beobachtet die Frau nur weißlichen Zervixschleim der S-Kategorie. Ein Umschwung zu einer minderen Qualität läßt sich vom 14. auf den 15. Zyklustag erkennen. Damit ist der Höhepunkt am 14. Zyklustag. Die nachfolgenden Abkürzungen der gleichen Kategorie werden eingeklammert

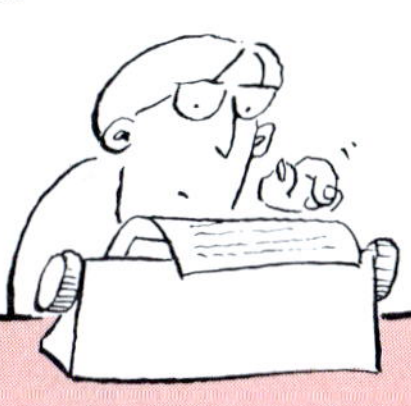

Samstag, 8. März (Thomas)

»Denise ist begeistert bei der Sache und trägt fleißig ihre Beobachtungen ein. Sie denkt morgens ans Messen und abends an die Schleimeintragung. Für mich bleibt nur die Rolle des Zuschauens. Ist das die Partnerschaft, von der alle im Kurs reden?«

Die Temperatur

Wenn eine Frau den Verlauf ihrer morgendlich gemessenen Körpertemperatur in einem Zyklus verfolgt, stellt sie fest, daß es zwei Temperatur-Niveaus gibt. Vor dem Eisprung, in der ersten Zyklusphase, ist die Temperaturlage etwas niedriger. Um den Eisprung steigt sie um mindestens 0.2 °C an. Diese Temperaturhochlage wird durch das Progesteron verursacht, das in der zweiten Zyklusphase im Gelbkörper gebildet wird. Nach wissenschaftlichen Untersuchungen findet der Eisprung in der Regel in einem Zeitraum von 2 Tagen vor dem Temperaturanstieg bis zu einem Tag nach dem Anstieg statt.

Eisprung 2 Tage vor bis einen Tag nach dem Temperaturanstieg

Anhand des Temperaturanstiegs wird, zusammen mit dem Schleimsymptom, die unfruchtbare Zeit nach dem Eisprung bestimmt.

Die Körpertemperatur ist nicht den ganzen Tag über gleich hoch. Sie unterliegt einem 24-Stunden-Rhythmus. Die niedrigsten Werte werden in den frühen Morgenstunden gemessen, die höchsten am späten Nachmittag. Außerdem bewirken auch körperliche Aktivitäten eine Erhöhung der Temperatur. Damit die Werte Tag für Tag vergleichbar sind, hat es sich deshalb für die Temperaturmessung als günstig erwiesen, in den Morgenstunden, unmittelbar nach dem Aufwachen und vor dem Aufstehen zu messen. Diese Temperatur wird deshalb auch Basaltemperatur bzw. Aufwach- oder Morgentemperatur genannt.

Aufwachtemperatur

Wie wird gemessen?

Erfahrungsgemäß ist es am besten, das heruntergeschlagene Thermometer am Abend vorher griffbereit ans Bett zu legen. Dann kann morgens sofort nach dem Aufwachen, vor dem Aufstehen und vor jeder anderen Tätigkeit wie essen, trinken usw. gemessen werden. Wenn die Nachtruhe gestört war (z. B. durch ein Baby), sollte die Frau vor dem Messen etwa 1 Stunde wieder geschlafen oder entspannt im Bett gelegen haben.

Die Temperatur kann *rektal* (im Enddarm, After), *vaginal* (in der Scheide) oder *oral* (im Mund) gemessen werden. Die Messung unter dem Arm (axillar) ist zu ungenau und des-

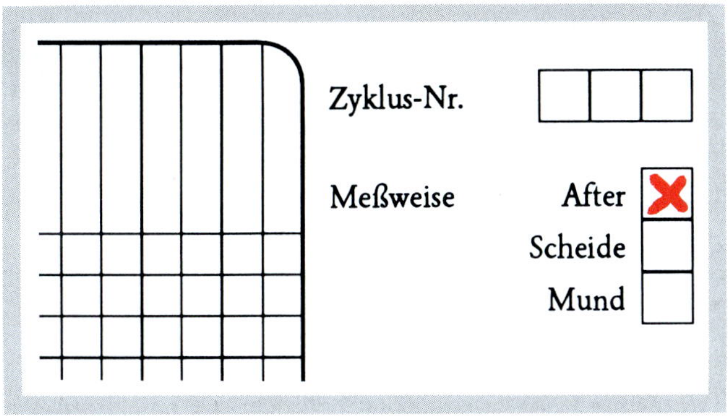

Abb. 21:
In diesem Zyklus wird die Temperatur im After (rektal) gemessen

halb ungeeignet. Wichtig ist, daß in einem Zyklus *immer auf die gleiche Art* gemessen wird (Abb. 21).

Die rektale Messung ergibt im allgemeinen sehr exakte Werte und ist am wenigsten störanfällig. Auch die oralen oder vaginalen Werte können genau sein, wenn darauf geachtet wird, daß während der oralen Messung die Spitze des Thermometers unter der Zunge im Zungengrund dem Zungenbändchen anliegt und der Mund geschlossen bleibt, bzw. daß während der Messung in der Scheide das Thermometer nicht herausrutscht.

Zum Messen eignet sich am besten ein *normales Quecksilberthermometer* (Abb. 22). Es muß nur jeweils *in einem*

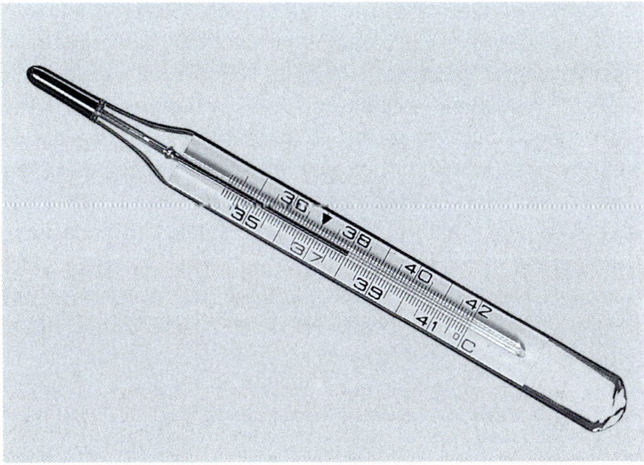

Abb. 22:
Zum Messen wird ein normales Quecksilberthermometer empfohlen

Zyklus dasselbe sein. Frauenthermometer, die nur Abweichungen von einem bestimmten Temperaturwert anzeigen, sind ungeeignet. Bei Verwendung eines Quecksilberthermometers dauert die rektale Messung etwa 3 Minuten, die orale und die vaginale etwa 5 Minuten.

Die rektale Messung ergibt höhere Meßwerte als die vaginale und orale.

Wie wird die Temperatur abgelesen und eingetragen?

Die *auf ein halbes Zehntel °C* abgelesenen Temperaturwerte werden mit einem Punkt in der jeweiligen Tagesspalte eingetragen. Die Linien auf dem Zyklusblatt entsprechen der Gradskala des Thermometers. Wenn die Quecksilbersäule zwischen zwei Teilstrichen steht, wird der Wert in die Mitte des Kästchens eingetragen (Abb. 23).

Die Temperaturpunkte werden von Tag zu Tag miteinander verbunden. Wenn an einem Tag nicht gemessen wurde, dann werden die benachbarten Meßpunkte nicht verbunden. Über dem Temperaturpunkt wird in der Zeile »Meßzeit« die Uhrzeit der Messung notiert. Beim Ablesen des Thermometers sollte auf eine einheitliche Vorgehensweise geachtet werden, d. h. entweder immer unmittelbar nach der Messung ablesen oder immer später. Denn wenn das Thermometer einige Zeit liegen bleibt, sinkt es etwa um ein halbes Zehntel Grad ab.

In der Lernphase täglich messen

Wenn möglich, sollte die Frau täglich messen. Für viele ist Temperaturmessen so selbstverständlich geworden wie Zähneputzen. Frauen mit längerer NFP-Erfahrung können später Messungen weglassen, z. B. während der ersten Zyklustage und wenn die Temperaturauswertung abgeschlossen ist. In der Lernphase sollte aber täglich gemessen werden, um das individuelle Temperaturniveau von Tief- und Hochlage sowie die persönliche Reaktionsweise kennenzulernen.

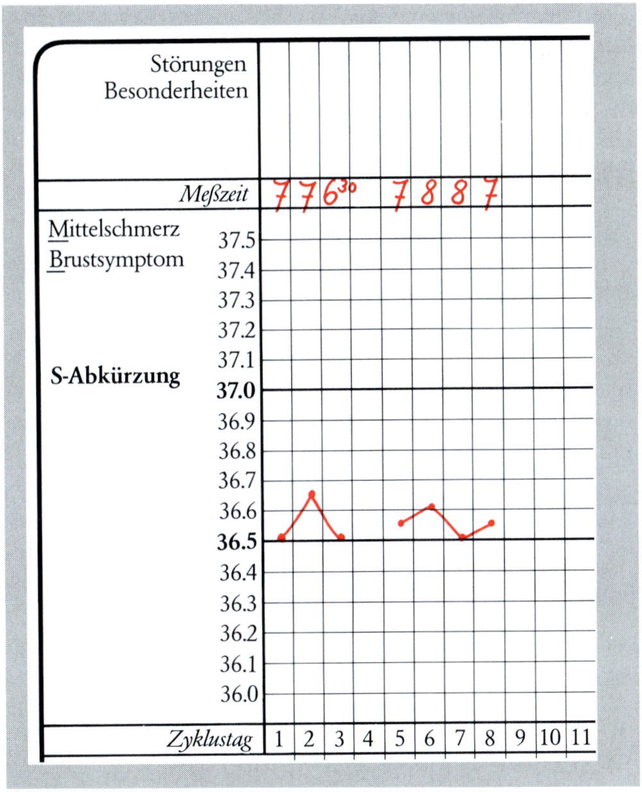

Abb. 23:
Die gemessene Temperatur wird mit einem Punkt markiert. Wenn an einem Tag nicht gemessen wurde, werden die Meßpunkte nicht verbunden. Über dem Temperaturpunkt wird in der Zeile »Meßzeit« die Uhrzeit der Messung notiert

Besonderheiten bei der Verwendung von Digitalthermometern

Viele Frauen bevorzugen ein Digitalthermometer, meist um die Meßzeit zu verkürzen. Einige Dinge sollten dabei allerdings beachtet werden:

Es sollten nur Digitalthermometer verwendet werden, die einen *gültigen Eichstempel* besitzen und die *2 Stellen hinter dem Komma* anzeigen.

Die Meßzeit ist je nach Gerät unterschiedlich lang. In der Regel ertönt ein Signalton, wenn die Messung beendet ist. Um jedoch die für die Basaltemperatur nötige Meßgenauigkeit zu erreichen, empfehlen wir, eine *Meßdauer von 3 Minuten* einzuhalten. Dies wird auch von manchen Herstellern so angegeben.

Darüber hinaus muß die Anwenderin damit rechnen, daß möglicherweise technische Störungen, z. B. als Folge eines überalterten Temperaturfühlers oder einer schwachen Batterie auftreten können. Deutlich zackige Temperaturverläufe können Hinweis auf eine Gerätestörung sein. Im Zweifelsfall sollte für die Dauer eines Zyklus parallel mit einem Quecksilberthermometer gemessen und dann die Kurven verglichen werden.

Da der sympto-thermalen Methode die Messung mit dem Quecksilberthermometer zugrundeliegt, muß bei der Benützung des Digitalthermometers die Eintragung der Meßwerte ins Zyklusblatt diesen Bedingungen angeglichen werden. Wir empfehlen, nach dem üblichen Rundungsverfahren *systematisch auf ein halbes Zehntel °C auf- bzw. abzurunden* (Tab. 1 und Abb. 24).

Tab. 1:
Beispiel für das Auf- und Abrunden der ermittelten Temperaturwerte bei der Messung mit einem Digitalthermometer

Auf- und Abrunden

36.50	=	36.50
36.51	=	36.50
36.52	=	36.50
36.53	=	36.55
36.54	=	36.55
36.55	=	36.55
36.56	=	36.55
36.57	=	36.55
36.58	=	36.60
36.59	=	36.60
36.60	=	36.60

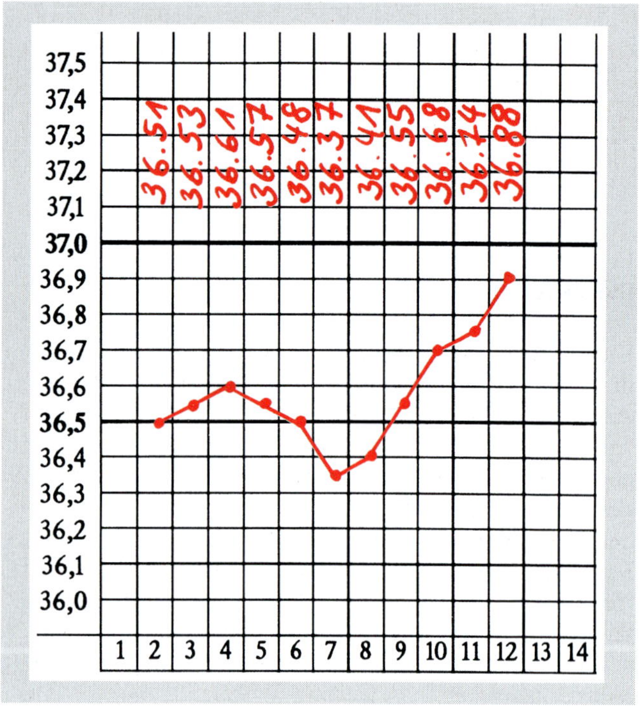

Abb. 24:
Beispiel für einen Temperaturverlauf, bei dem die zweistellige Digitalanzeige des Digitalthermometers auf- bzw. abgerundet wurde

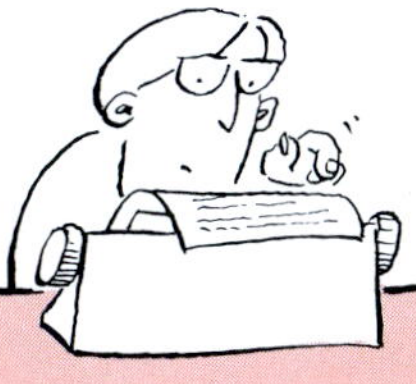

Sonntag, 9. März, 22 Uhr (Thomas)

»Nach der gestrigen Fete haben wir den Wecker heute morgen um geschlagene 3 Stunden verschlafen. Denise war richtig ärgerlich und meinte, die Messung könnte sie sich im Grunde schenken. Ich habe ihr zugeredet, doch zu messen und in den nächsten Tagen zu entscheiden, ob die Messung überflüssig gewesen ist oder nicht. Wir haben dann noch lange im Bett gelegen und über unsere bisherige NFP-Erfahrung gesprochen. Dabei haben wir gemerkt, daß wir uns gegenseitig mehr auf dem laufenden halten müssen. Ich will versuchen, mehr über meine Gefühle zu reden, und Denise hat sich vorgenommen, mich mehr an ihren Beobachtungen teilhaben zu lassen. Als ersten Schritt hat sie mir heute abend zum ersten Mal glasigen Schleim gezeigt. Hätte ich nicht gedacht, daß der in Wirklichkeit genauso aussieht wie auf den Fotos!«.

Störungen

Unterschiedliche Meßbedingungen und Abweichungen von den üblichen Lebensgewohnheiten können den Verlauf der Basaltemperatur verfälschen und unter Umständen einen Temperaturanstieg vortäuschen.

Man kann nicht vorhersagen, welche Lebensumstände bei der einzelnen Frau die Temperatur beeinflussen und welche nicht. Wenn eine Frau von Anfang an alle Besonderheiten notiert (Abb. 25), kann sie bald selbst herausfinden, was ihre Aufwachtemperatur beeinflußt. Auf jeden Fall sollte sie auch bei Störungen regelmäßig weitermessen.

Individuelle Reaktionsweise auf Störungen kennenlernen

Ob ein bestimmter Faktor die Temperaturkurve stört, sollte anhand von vergleichbaren Situationen in der Tieflage

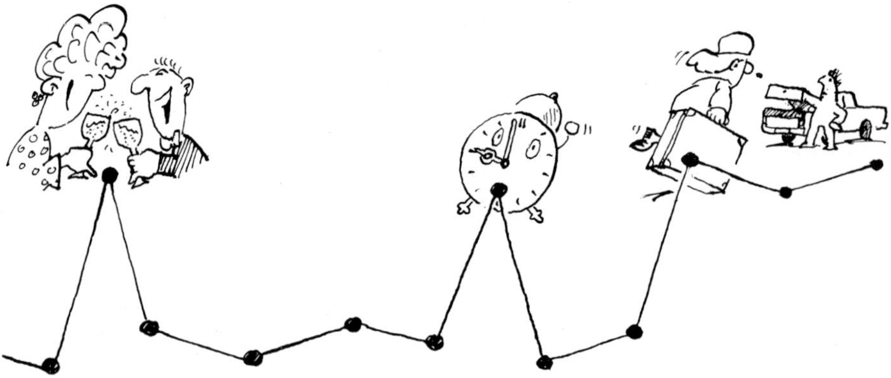

festgestellt werden, da die Temperaturtieflage störanfälliger ist als die Hochlage.

Eine Störung ist ein erhöhter Temperaturwert, der die übliche Schwankungsbreite des Tieflagenniveaus überschreitet und der durch ein Ereignis erklärt werden kann, das als möglicher Störfaktor gilt. Eine Störung wird ausgeklammert und bei der Auswertung nicht berücksichtigt.

So kann eine Störung auch während des Temperaturanstiegs auftreten und u. U. mit dem Anstieg verwechselt werden. Deshalb muß man sich gerade bei den höheren Messungen während der Anstiegsphase immer fragen, ob der Temperaturwert gestört sein könnte und ihn gegebenenfalls sicherheitshalber ausklammern (vgl. Abb. 47, S. 82).

Die Art des Störfaktors soll in der dafür vorgesehenen Spalte im Zyklusblatt eingetragen werden, und zwar an dem Tag, an dem er die Temperaturmessung beeinflussen könnte, auch wenn das Ereignis, z. B. übermäßiger Alkoholgenuß, am Abend des Vortages stattgefunden hat (Abb. 25).

Temperaturwerte, die innerhalb der üblichen Schwankungsbreite der Tieflage liegen, werden nicht ausgeklammert, auch wenn sie mit einem Störfaktor in Verbindung stehen (Abb. 25).

Wie aus Tab. 2 zu ersehen ist, können verschiedene Faktoren die Temperaturmessung beeinflussen.

Fehler oder Veränderungen in der Meßweise

Unterschiedliche Meßzeiten

Einflüsse des täglichen Lebens und Abweichungen von den üblichen Lebensgewohnheiten

Erkrankungen und Unpäßlichkeiten

Tab. 2: Mögliche Störfaktoren bei der Messung der Basaltemperatur

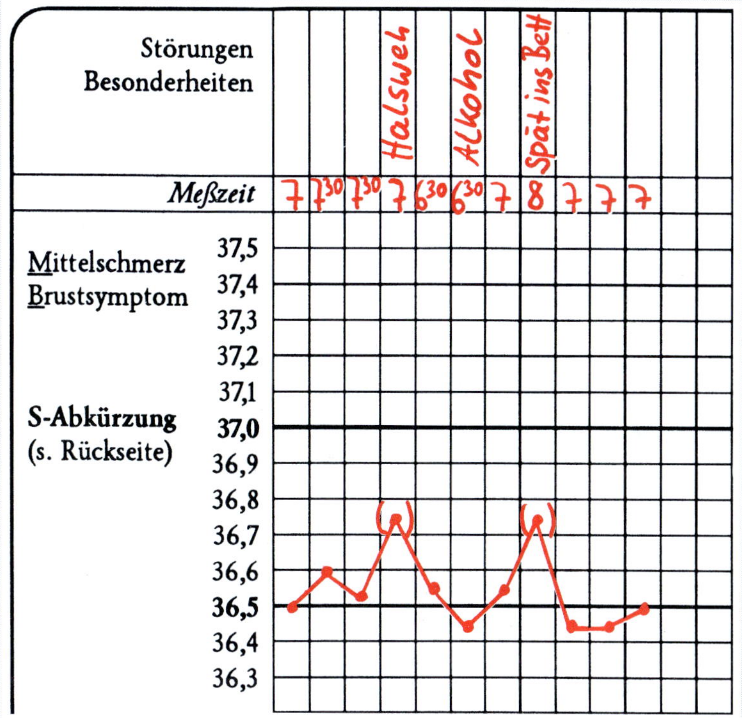

Abb. 25: Störungen und Besonderheiten werden in derselben Spalte eingetragen, in der der gemessene Temperaturwert gestört sein könnte

1. Fehler oder Veränderungen in der Meßweise

Wenn im laufenden Zyklus ein Thermometer gewechselt wird, muß dies als mögliche Störung auf dem Zyklusblatt ebenso vermerkt werden wie eine Änderung des Meßortes. Die richtige Meßtechnik und verschiedene Fehlerquellen sind auf S. 50 besprochen.

2. Unterschiedliche Meßzeiten

Vor allem in den ersten Beobachtungszyklen ist es wichtig, zum Temperaturwert auch die Meßzeit zu notieren, weil jede Frau für sich herausfinden muß, inwieweit sich bei ihr die unterschiedlichen Meßzeiten auf den Temperaturverlauf auswirken. Bei vielen Frauen sind Abweichungen von eineinhalb Stunden ohne Bedeutung. Bei manchen machen sich allerdings schon geringere Meßzeitunterschiede bemerkbar. Es gibt aber auch Frauen, bei denen spielt es gar keine Rolle, wann sie messen.

Wenn eine Frau zu messen beginnt, hat sie zunächst noch keine Informationen, wie sich bei ihr z. B. die Meßzeit auf den Temperaturverlauf auswirkt. Mit zunehmender Erfahrung kann sie Vergleiche mit Messungen zu unterschiedlichen Uhrzeiten anstellen. Liegen dann mehrere Zyklen vor, ist sie in der Lage, auf vergleichbare Situationen in den Tieflagen von vorausgehenden Zyklen zurückzugreifen.

Abb. 26 zeigt die Temperaturkurve einer Frau, die morgens üblicherweise um 7 Uhr aufsteht, am Wochenende

Abb. 26: Die späte Meßzeit am 7. und 8. Zyklustag führt zu erhöhten Meßwerten bzw. einer Störung der Basaltemperatur. Deshalb werden die beiden Werte eingeklammert

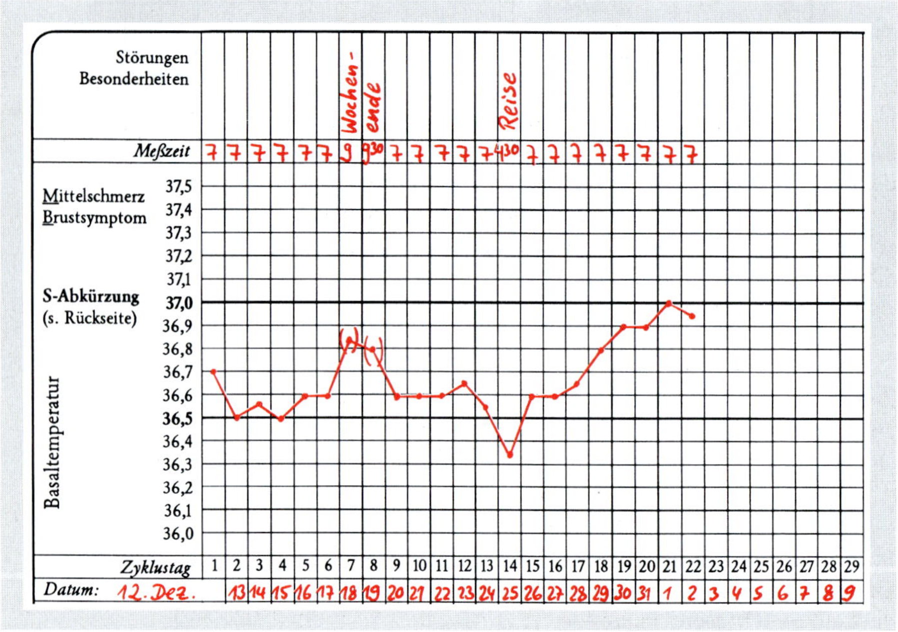

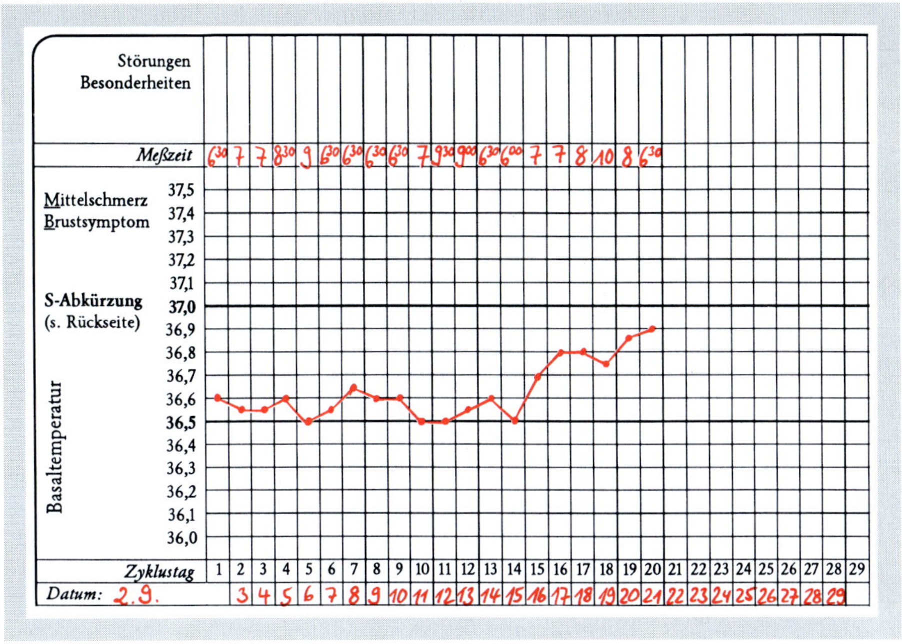

Abb. 27: Zyklusbeispiel einer Frau, bei der sich Meßzeitverschiebungen nicht auf den Temperaturverlauf auswirken

jedoch ausschläft und dann erst später mißt. Die Temperaturwerte an diesen Tagen ragen deutlich über das Tieflagenniveau heraus und müssen deshalb als Störung ausgeklammert werden. Im Gegensatz dazu ist dies bei einem unter dem Tieflagenniveau liegenden Wert normalerweise nicht notwendig, wie die am 14. Zyklustag wegen einer Reise schon um 4.30 Uhr gemessene Basaltemperatur zeigt. In Abb. 27 sehen wir das Zyklusbeispiel einer Frau, bei der sich Meßzeitverschiebungen nicht auf den Temperaturverlauf auswirken.

Eine Zeitverschiebung bei Reisen sollte immer als mögliche Störung in Betracht gezogen werden. Auch die Zeitumstellung (Sommer/-Winterzeit) muß beachtet werden.

3. Einflüsse des täglichen Lebens und Abweichungen von den üblichen Lebensgewohnheiten

Es gibt eine Reihe von Einflüssen aus dem täglichen Leben und Abweichungen von den üblichen Lebensgewohnheiten, die die körperlichen Funktionen, vor allem auch den Schlafrhythmus mehr oder minder stark beeinflussen und sich dadurch bei der morgendlichen Temperaturmessung als Störung bemerkbar machen können.

Dazu gehören
- zu kurze oder gestörte Nachtruhe,
- ungewohnt spätes Zubettgehen,
- ungewohnter Alkoholgenuß,
- Essen am späten Abend,
- Feiern spät abends,
- Streß, psychische Belastung, Aufregung
- Umgebungswechsel (Reisen, Ferien, Urlaub, Klimawechsel)

Es kann auch sein, daß einzelne Ereignisse, wie z. B. Alkoholgenuß oder ungewohnt spätes Zubettgehen sich nicht auf den Temperaturverlauf auswirken, wohl aber das Zusammentreffen mehrerer Ereignisse. Bei »Feiern« oder »Urlaub« sind in der Regel bereits mehrere mögliche Störfaktoren eingeschlossen. Gerade im Urlaub kommt es häufiger zu einer Reihe von Änderungen der sonst üblichen Lebensgewohnheiten.

Ebenso können Streßsituationen, die über längere Zeit bestehen, sich durch »schlechten Schlaf« und andere Mechanismen auf den Temperaturverlauf auswirken.

4. Erkrankungen und Unpäßlichkeiten

Selbstverständlich können Erkrankungen, auch in leichterer Form, zu erhöhten Temperaturwerten führen. Wenn also eine Frau einen erhöhten Temperaturwert feststellt und gleichzeitig Krankheitszeichen beobachtet, muß dieser Wert als Störung ausgeklammert werden.

Da gleichen Krankheitserscheinungen ganz unterschiedliche Ursachen zugrundeliegen können, ist es schwierig und im allgemeinen nicht möglich, auf Vorerfahrungen zurückzugreifen. Darin unterscheidet sich die Bewertung des Einflußfaktors »Erkrankungen« von anderen Störfaktoren, wie z. B. der Meßzeit.

In der Regel entscheidet die Frau also Tag für Tag, ob der jeweils gemessene Temperaturwert durch einen Störfaktor beeinflußt ist und ausgeklammert werden soll oder nicht. Es gibt jedoch auch einzelne Situationen, in denen es sinnvoll ist, diese Entscheidung erst rückblickend zu treffen oder sie gegebenenfalls zu ändern.

Es wird immer wieder Temperaturverläufe geben, die aufgrund von Störungen nicht eindeutig ausgewertet werden können. In diesen Fällen muß zugewartet und sicherheitshalber weiterhin fruchtbare Zeit angenommen werden.

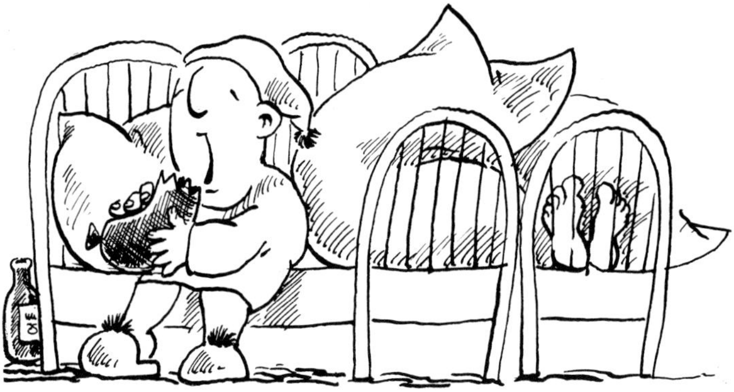

Auswertung der Beobachtungen. Bestimmung von fruchtbaren und unfruchtbaren Zyklusphasen

Mit den im vorangegangenen Kapitel beschriebenen Zeichen, dem Zervixschleim und der Temperatur, lassen sich drei Phasen im Zyklus unterscheiden: die unfruchtbare Phase am Zyklusanfang, die sich daran anschließende fruchtbare Phase und schließlich die unfruchtbare Phase nach dem Eisprung. Mit der Selbstbeobachtung ist es nicht möglich, den Zeitpunkt des Eisprungs selbst exakt zu bestimmen. Aber das ist für eine sichere Empfängnisverhütung auch nicht nötig.

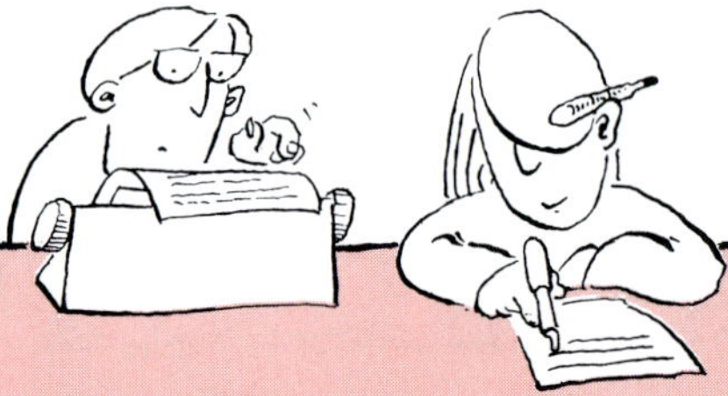

Dienstag, 11. März, 2. Kursabend (Denise)

»Gleich werde ich mein Zyklusblatt vorlegen müssen. Ob man daraus etwas ablesen kann? Habe ich das alles wirklich so eingetragen, wie ich es beobachtet habe?«

Mittwoch, 12. März (Thomas)

»Ich glaube, Denise war ziemlich unsicher mit ihren Schleimbeobachtungen. Es hat ihr gut getan zu hören, daß es den meisten anderen ähnlich ergangen ist. Und wie ich das sehe, hat sie ihre Sache gut gemacht. Sie braucht nur ein bißchen mehr Selbstvertrauen. Müßte ihr doch öfter sagen, was für eine tolle Frau sie ist.«

Die unfruchtbare Phase nach dem Eisprung

Am einfachsten ist für eine NFP-Anfängerin die Bestimmung des Endes der fruchtbaren Zeit.

Mit Schleimbeobachtung und Temperaturaufzeichnungen liegen zwei Informationen über den Zyklus vor, die sich gegenseitig ergänzen und absichern. Deshalb wird bei der sympto-thermalen Methode das Ende der fruchtbaren Zeit zum einen durch den Temperaturanstieg und zum anderen mithilfe des Umschwungs in der Zervixschleimqualität festgestellt. Dieses *Prinzip der doppelten Kontrolle* macht die Verläßlichkeit der Methode aus.

Temperaturanstieg plus Umschwung der Zervixschleimqualität

Wie wird der Temperaturanstieg im laufenden Zyklus ermittelt?

Regel:
Ein Temperaturanstieg hat dann stattgefunden, wenn man drei aufeinanderfolgende Meßwerte findet, die alle höher sind als die 6 vorangegangenen Meßwerte, wobei die 3. höhere Messung mindestens 2/10 °C (= 2 Kästchen im Zyklusblatt) über dem höchsten der vorangegangenen 6 niedrigen Temperaturwerte liegen muß.

Und so geht's:

Tag für Tag wird jeder neue Temperaturwert mit den jeweils 6 vorangegangenen Werten verglichen. »Gestörte« Temperaturwerte werden dabei ausgeklammert und nicht berücksichtigt. Man sucht den Meßwert im Temperaturverlauf, der erstmals höher liegt als jeder der Temperaturwerte, die an

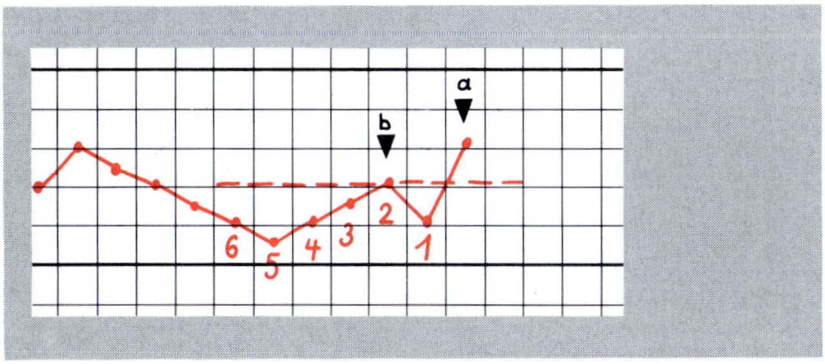

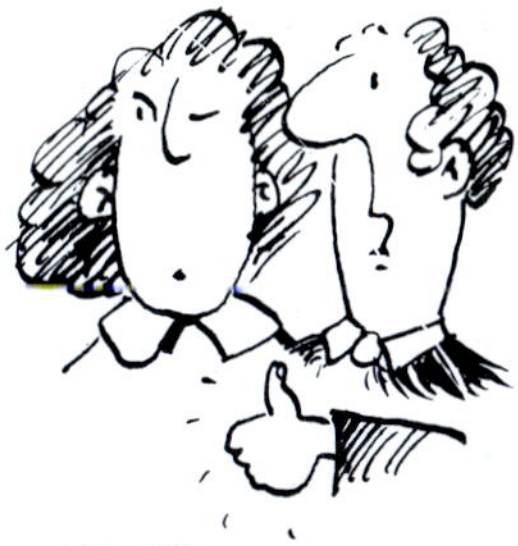

Abb. 28:
Das ist die erste höhere Messung (a).
Das ist der höchste der 6 niedrigen Werte (b).

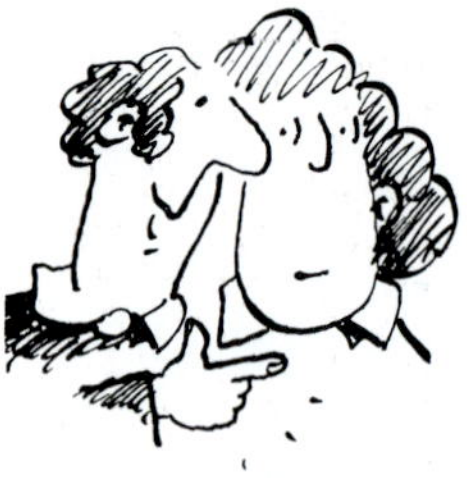

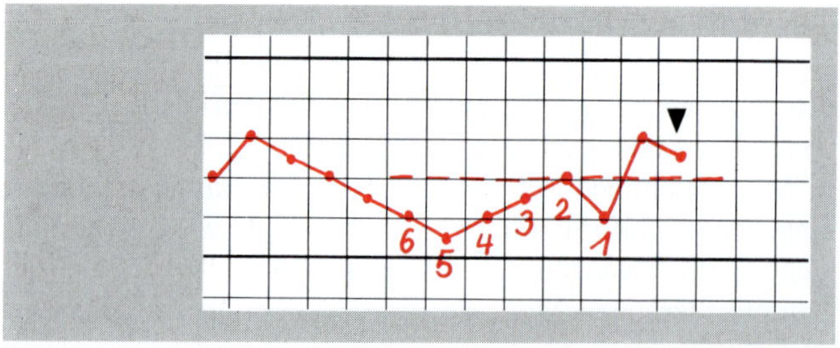

Abb. 29:
Das ist die zweite höhere Messung

den 6 vorangegangenen Tagen gemessen wurden. Zur Verdeutlichung wird durch den höchsten der 6 niedrigen Werte eine Hilfslinie gezogen (Abb. 28).

Auch der Meßwert des folgenden Tages muß höher liegen als jeder der 6 niedrigen Meßwerte (Abb. 29).

Am 3. Tag gilt eine besondere Bedingung: Der Temperaturwert muß mindestens 2/10 °C (= 2 Kästchen) höher sein als der höchste der 6 niedrigen Meßwerte. Mit der Hilfslinie, die durch den höchsten der 6 niedrigen Werte gezogen wird, wird geprüft, ob die Bedingung erfüllt ist (Abb. 30).

Ist die Bedingung für die 3. höhere Messung erfüllt, dann werden die 3 höheren Messungen auf dem Zyklusblatt umrandet. Damit ist die Temperaturauswertung abgeschlossen (Abb. 31).

Ausnahmeregel 1 zur Temperatur:

Ist der 3. Temperaturwert keine 2/10 °C (= 2 Kästchen) höher, muß ein 4. Temperaturwert abgewartet werden. Dieser muß ebenfalls höher als die 6 vorangegangenen niedrigen Werte sein, d. h. über der Hilfslinie liegen, aber nicht unbedingt 2/10 °C höher sein (Abb. 32).

Ausnahmeregel 2 zur Temperatur:

Zwischen den 3 erforderlichen höheren Messungen kann ***eine*** *unter oder auf die Hilfslinie fallen. Dieser Wert darf nicht berücksichtigt werden und wird deshalb nicht umrandet (Abb. 33).*

Ausnahmeregel 1 und 2 dürfen nicht miteinander kombiniert werden. Ist eine Auswertung nach den aufgeführten Regeln nicht möglich, muß weiter nach einem Temperaturanstieg gesucht werden.

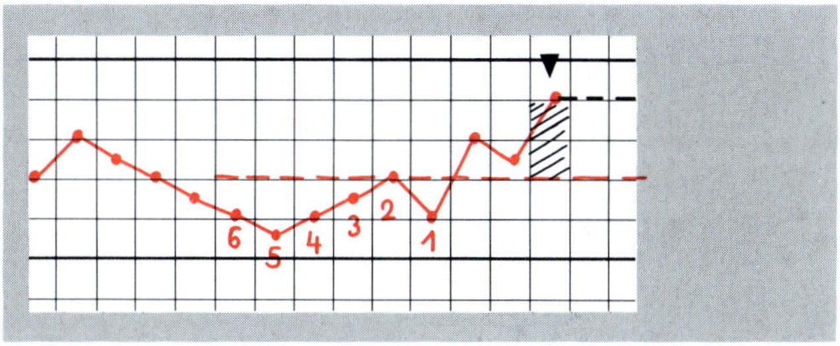

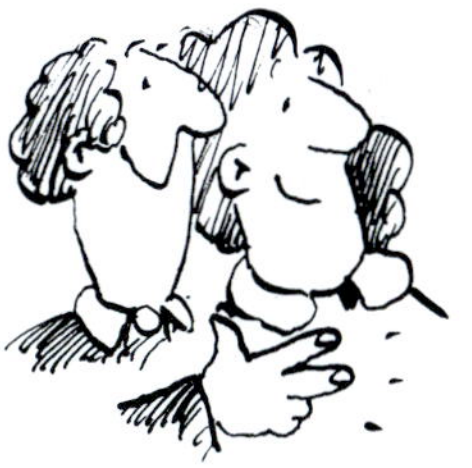

Abb. 30:
Das ist die 3. höhere Messung (2/10 °C = 2 Kästchen höher als der höchste der 6 niedrigen Werte)

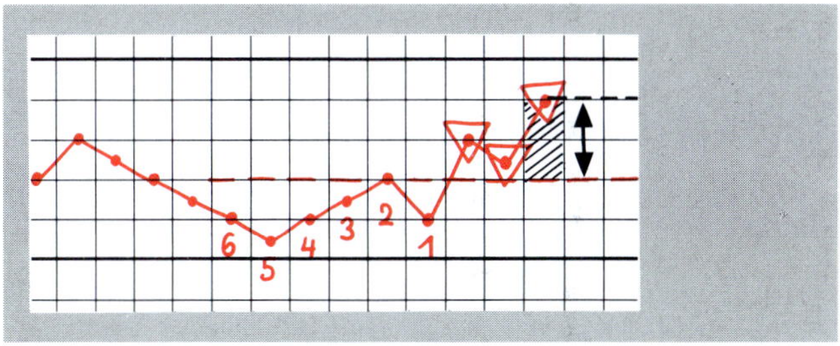

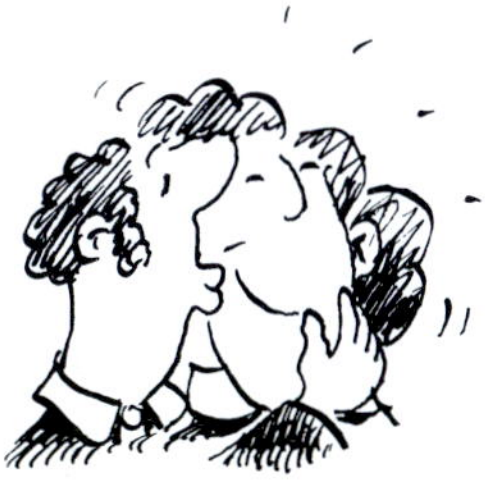

Abb. 31:
Auswertung der Temperaturkurve

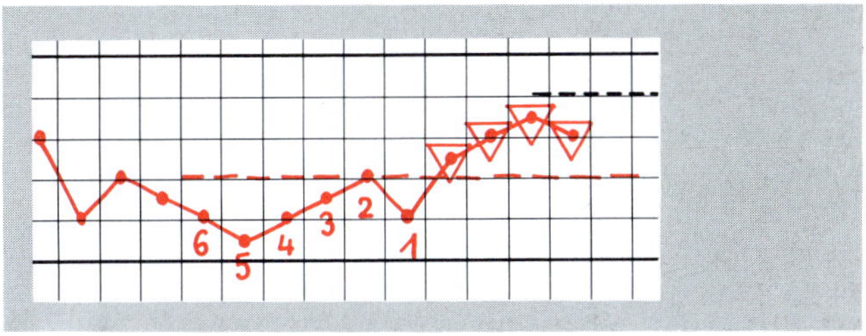

Abb. 32:
Auswertung der Temperaturkurve nach Ausnahmeregel 1

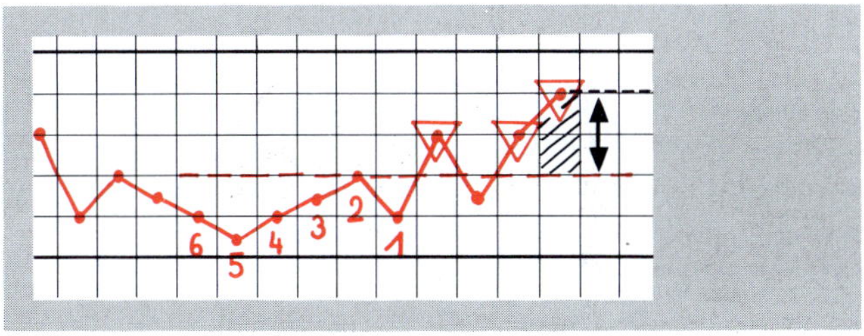

Abb. 33:
Auswertung der Temperaturkurve nach Ausnahmeregel 2

Wie wird der Höhepunkt des Schleimsymptoms ausgewertet?

Zunächst wird der **Höhepunkt des Schleimsymptoms bestimmt** und **mit einem H** über der Schleimabkürzung **gekennzeichnet** (vgl. Regel S. 45).

Danach werden **noch drei Tage abgewartet.** Sie werden **mit 1–2–3 gekennzeichnet** (Abb. 34).

Am **Abend des 3. Tages** nach dem Zervixschleimhöhepunkt ist die Auswertung des Schleimsymptoms abgeschlossen.

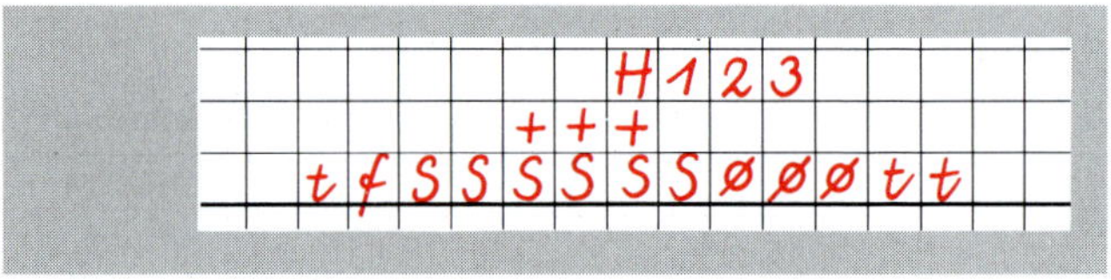

Abb. 34:
Die 3 Tage nach dem Schleimhöhepunkt werden numeriert

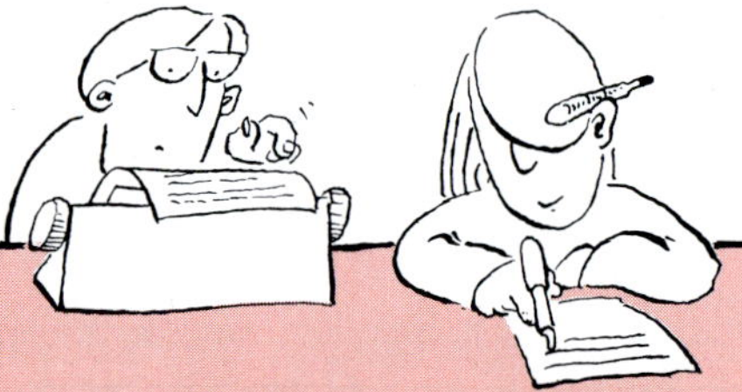

Freitag, 14. März (Denise)

»Als wir im Kurs so richtig wie im Rechenunterricht Übungszyklen ausgewertet haben, sah das alles ja nicht besonders schwer aus, und ich hatte auch das Gefühl, ich hätte die Regeln verstanden. Aber jetzt, wo mein eigener Zyklus sich erstmals auswerten läßt, denke ich, hoffentlich stimmt das alles auch, was da über die Auswertung gesagt wird.«

Freitag, 14. März (Thomas)

»Also, jetzt versteh' ich die Welt nicht mehr. Erst will Denise um jeden Preis NFP machen, dann gehen wir extra noch in einen Kurs und nun, wo alles klar ist, die Kurve sich eindeutig auswerten läßt, da schlägt sie vor, noch Sicherheitstage dranzuhängen oder, noch besser, erst mal noch zu warten. Auf was, frag ich mich da.«

Sonderregel 1
Wenn innerhalb der Zählung »1–2–3« die gleiche Schleimqualität wie am Höhepunkt wiederkehrt, muß mit der Auswertung des Schleimsymptoms neu begonnen werden (Abb. 35).

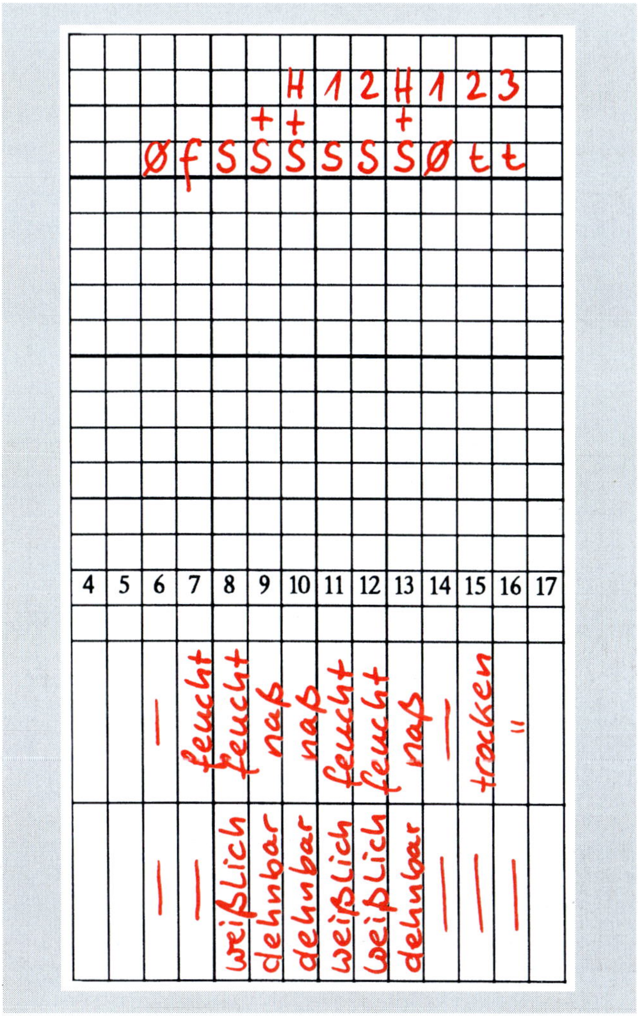

Abb. 35:
Wenn innerhalb der Zählung »1–2–3« die gleiche Schleimqualität wie am Höhepunkt wiederkehrt, muß mit der Auswertung des Schleimsymptoms neu begonnen werden

Sonderregel 2

Tritt nach abgeschlossener Schleimauswertung, aber vor abgeschlossener Temperaturauswertung wieder Schleim mit der gleichen Qualität wie am Höhepunkt auf, so muß mit der Auswertung des Schleimsymptoms neu begonnen werden (Abb. 36).

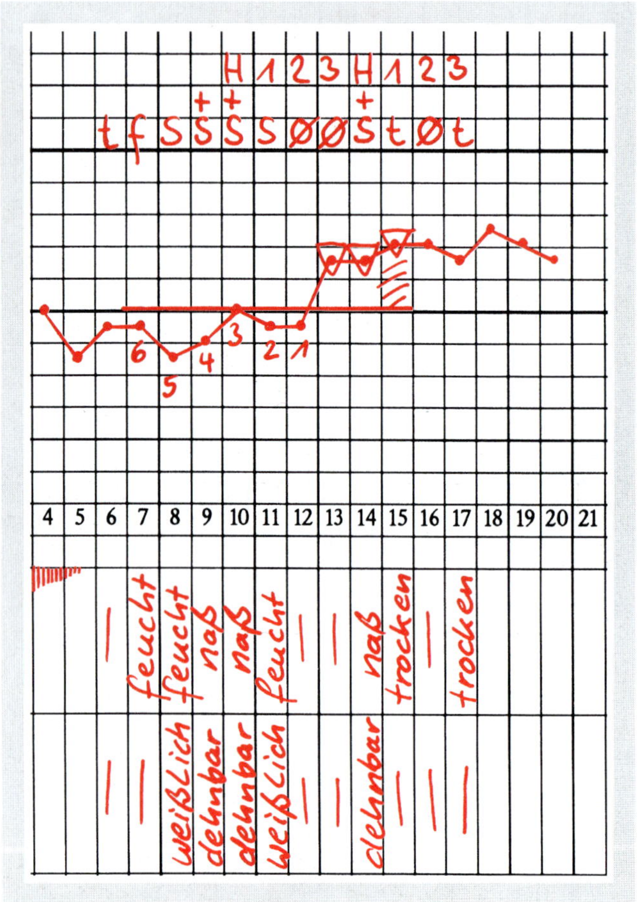

Abb. 36: Tritt nach abgeschlossener Schleimauswertung, aber vor abgeschlossener Temperaturauswertung wieder Schleim mit der gleichen Qualität wie am Höhepunkt auf, so muß mit der Auswertung des Schleimsymptoms neu begonnen werden

Beginn der unfruchtbaren Phase nach dem Eisprung

Wenn die Auswertung von Temperatur und Zervixschleim abgeschlossen ist, wird der Beginn der unfruchtbaren Zeit nach dem Eisprung nach dem Prinzip der doppelten Kontrolle bestimmt.

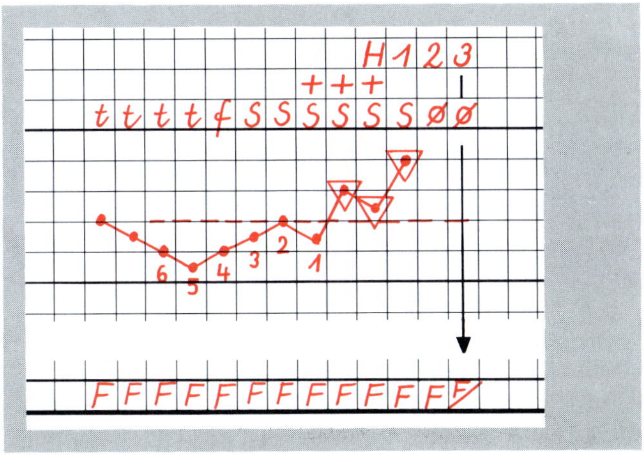

Abb. 37:
Die unfruchtbare Zeit nach dem Eisprung beginnt hier am Abend des 3. Tages nach dem Höhepunkt des Schleimsymptoms: denn der 3. Tag nach dem Schleimhöhepunkt kommt später als die 3. höhere Messung

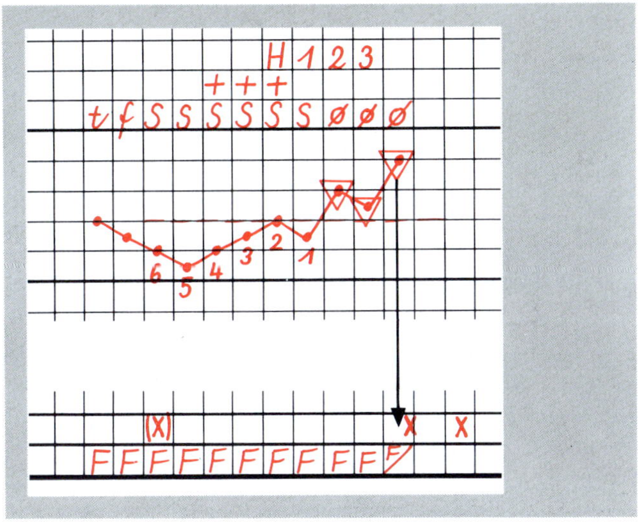

Abb. 38:
Die unfruchtbare Zeit nach dem Eisprung beginnt hier am Abend des 3. Tages der erhöhten Temperatur: denn die 3. höhere Messung kommt später als der 3. Tag nach dem Schleimhöhepunkt

Regel:
Die unfruchtbare Zeit nach dem Eisprung beginnt entweder am Abend des 3. Tages nach dem Höhepunkt des Schleimsymptoms oder am Abend des 3. Tages der erhöhten Temperatur, je nachdem, welches von beiden später kommt (Abb. 37 und 38).

Nach abgeschlossener doppelter Kontrolle ist ein erneut auftretendes Schleimsymptom, gleich welcher Qualität, bedeutungslos (Abb. 39).

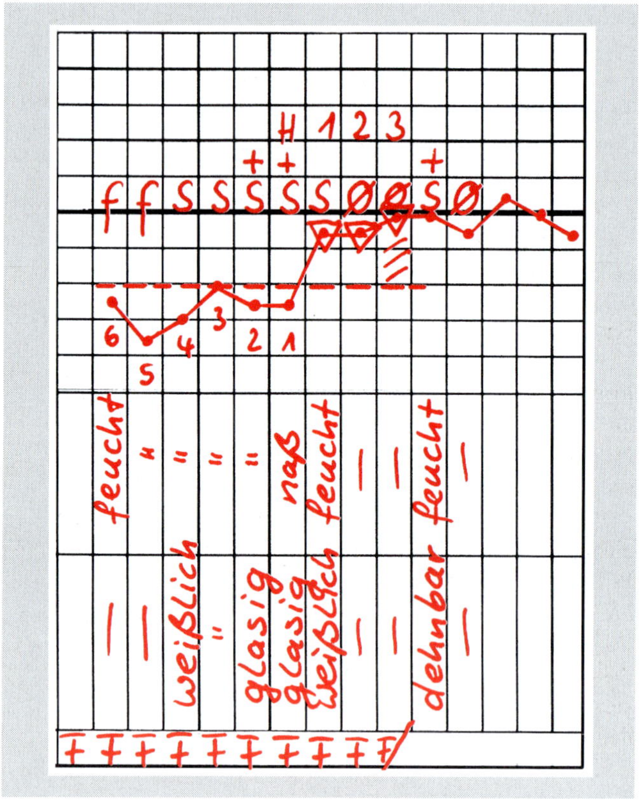

Abb. 39:
Nach Abschluß der Auswertung ist das erneute Auftreten von S-Schleim ohne Bedeutung

Bitte beachten:
Wenn sich in einem Zyklus einmal ohne äußeren Anlaß das Zervixschleimsymptom auffällig anders als bisher gewohnt entwickelt (z. B. ungewöhnlich wenig Schleim oder nur

Schleim der S-Qualität) und/oder auch das Temperaturniveau deutlich vom bisher gewohnten abweicht (z. B. Auswertung möglich, aber vom Niveau her noch in der Tieflage), dann sollte der weitere Verlauf sicherheitshalber erst einmal beobachtet und gegebenenfalls später ausgewertet werden.

Eintragung im Zyklusblatt

Nach Abschluß der doppelten Kontrolle wird der Beginn der unfruchtbaren Zeit nach dem Eisprung auf dem Zyklusblatt in der Spalte »Fruchtbare Tage« mit dem Zeichen F/ eingetragen. Dieses Zeichen bedeutet, daß am Abend dieses Tages die fruchtbare Zeit zu Ende ist (Abb. 38).

In der vorletzten Zeile wird der Verkehr eingetragen, üblicherweise mit einem »X«. Geschützter Verkehr (z. B. mit Kondom, Diaphragma) wird ebenfalls vermerkt, und zwar mit »(X)« (Abb. 38).

Die unfruchtbare Phase am Zyklusanfang

Eine unfruchtbare Phase am Zyklusanfang darf nur dann angenommen werden, wenn im vorausgehenden Zyklus eine Hochlage bestand, d. h. mindestens 3 höhere Messungen vorgelegen haben (siehe S. 63).

Die unfruchtbare Phase am Zyklusanfang ist schwieriger einzugrenzen als die unfruchtbare Zeit nach dem Eisprung. Wie vorher bereits dargestellt, wird die einsetzende Fruchtbarkeit durch das Auftreten von Zervixschleim angezeigt. Da für manche Frauen dieser Schleim erst wenige Tage vor dem Eisprung bemerkbar wird, ist es nicht sicher genug, sich allein auf das Schleimsymptom zu verlassen, um damit den Beginn der fruchtbaren Zeit zu bestimmen.

Deshalb wird auch am Zyklusanfang die unfruchtbare Zeit nach dem Prinzip der doppelten Kontrolle bestimmt. Sie besteht aus der Zervixschleimbeobachtung und der sog. Minus-8-Regel bzw. 5-Tage-Regel.

Abb. 40:
So setzen sich die 8 Tage zusammen, die vom Tag der frühesten 1. höheren Messung abgezogen werden

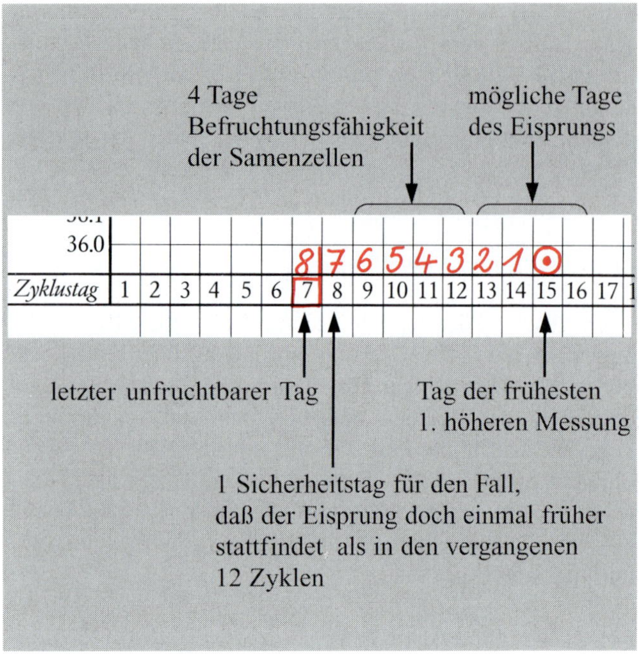

Minus-8-Regel

Wir wissen heute, daß der Eisprung in den meisten Fällen bis zu 2 Tagen vor dem Temperaturanstieg und am Tag des Temperaturanstiegs selbst stattfindet. Die Samenzellen können – von wenigen Ausnahmen abgesehen – im optimalen Zervixschleimmilieu bis zu 4 Tage vor dem Eisprung befruchtungsfähig bleiben. So sind die 6 Tage vor dem Temperaturanstieg als möglicher Empfängniszeitraum anzusehen. Nimmt man aus Sicherheitsgründen noch einen Tag hinzu, so sind bei der NFP die letzten 7 Tage vor dem Temperaturanstieg grundsätzlich als fruchtbar anzunehmen. Der 8. Tag vor der ersten höheren Messung ist daher der letzte unfruchtbare Tag am Zyklusanfang (Abb. 40).

Bei der einzelnen Frau kann der Zeitpunkt des Eisprungs von Zyklus zu Zyklus um mehrere Tage schwanken (Vgl. auch Abb. 54). Um diese Schwankungsbreite zu erfassen,

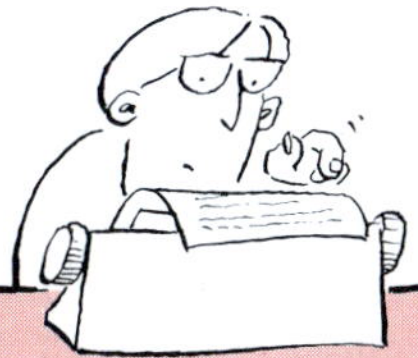

Freitag, 21. März (Thomas)

»Sag mir noch einmal jemand, NFP ist eine Verhütungsmethode wie jede andere! So oft haben wir noch nie über einen möglichen Versager gesprochen, über Schwangerschaft und darüber hinaus, ob wir wirklich miteinander schlafen wollen. Trotzdem fängt die Sache an, mir richtig Spaß zu machen. Ich kann mich wirklich nicht erinnern, Denise in all ihren Nuancen jemals so bewußt wahrgenommen zu haben. Außerdem kapier' ich langsam, was sie damit gemeint hat, wenn sie sich beschwerte, von wegen für mich sei Verhütung wohl nur Frauensache. Andererseits hat sie mich auch selten um meine Meinung dabei gefragt.«

darf die Minus-8-Regel erst angewandt werden, wenn die jeweils 1. höhere Messung aus mindestens 12 Zyklen eindeutig vorliegt. Zyklen, bei denen aufgrund von Störungen oder ausgelassenen Messungen die 1. höhere Messung nicht sicher zu bestimmen ist, dürfen dabei nicht berücksichtigt werden.

Regel:
Der letzte unfruchtbare Tag am Zyklusanfang ist der Tag der frühesten ersten höheren Messung aus mindestens 12 Temperaturzyklen minus 8.

Sollte jedoch bereits vorher Schleim gesehen oder »feucht« empfunden werden, so beginnt ab sofort die fruchtbare Zeit. Dem Prinzip der doppelten Kontrolle entsprechend gilt hier: »was immer zuerst kommt«.

Eintragung im Zyklusblatt:
In jedem neuen Zyklus wird die voraussichtliche unfruchtbare Phase am Zyklusanfang auf folgende Weise ermittelt und im Zyklusblatt vermerkt:

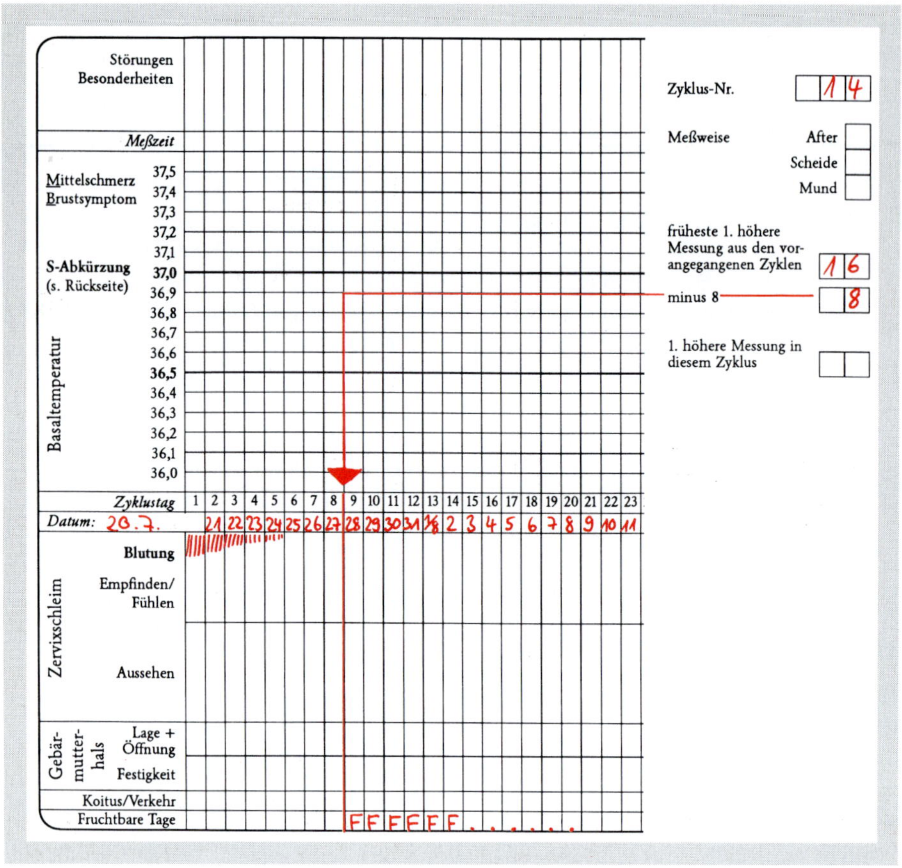

Abb. 41:
Zu Beginn eines neuen Zyklus wird die unfruchtbare Zeit am Zyklusanfang nach der Minus-8-Regel bestimmt und ins Zyklusblatt eingetragen

Am 1. Zyklustag wird die früheste erste höhere Messung aus den vorangegangenen Zyklen in der rechten Spalte eingetragen. Dann werden davon 8 Tage abgezogen. So erhält man die unfruchtbaren Tage am Zyklusanfang. Sie werden durch einen dicken Strich markiert. Der nachfolgende 1.Tag der fruchtbaren Phase wird in der Spalte »Fruchtbare Tage« mit einem »F« gekennzeichnet (Abb. 41).

Tritt Zervixschleim früher auf, beginnt die fruchtbare Phase nach dem Prinzip der doppelten Kontrolle: »was immer zuerst kommt«, ab sofort (Abb. 42).

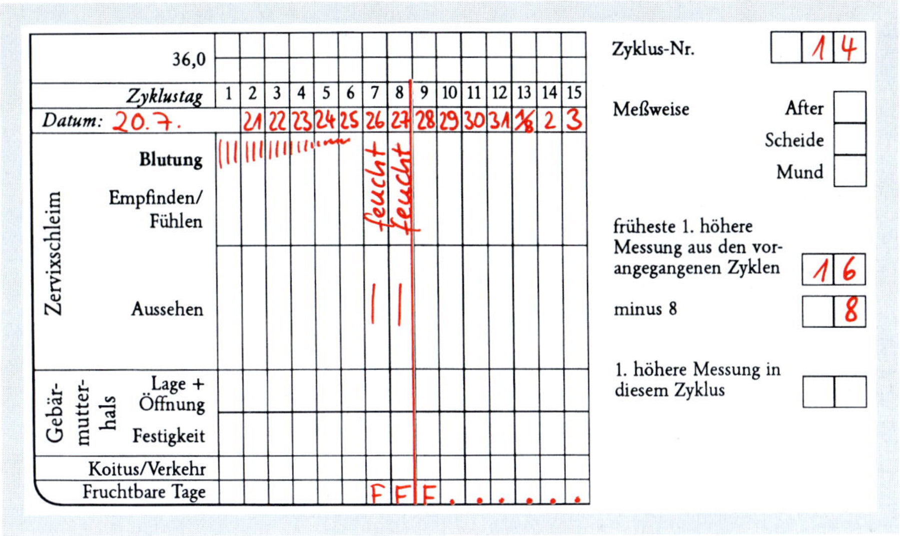

Abb. 42:
In diesem Zyklus tritt Zervixschleim bereits am 7. Tag auf. Nach dem Prinzip der doppelten Kontrolle von Schleimsymptom und Minus-8-Regel (»was immer zuerst kommt«), muß ab sofort »fruchtbar« angenommen werden

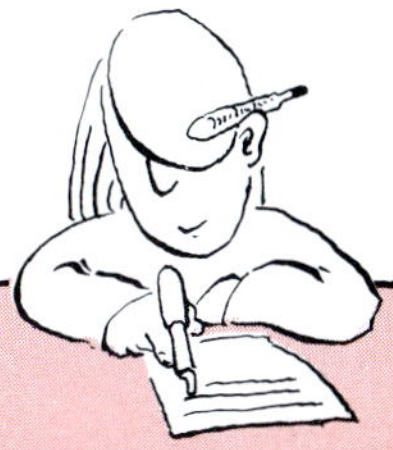

Mittwoch, 26. März (Denise)

»Die Methode funktioniert! Meine Blutung hat eingesetzt. Wir sind auf dem richtigen Weg. Thomas hat in den letzten Tagen eine Engelsgeduld mit mir gehabt. Ständig habe ich geschwankt zwischen dem Gefühl 'es klappt' und 'hoffentlich stimmt das auch'. Wir haben zwar mehrere Male miteinander geschlafen, aber ich konnte meine Nervosität nicht vollständig verbergen. Nun habe ich die Bestätigung, daß NFP auch für mich eine sichere Methode ist.«

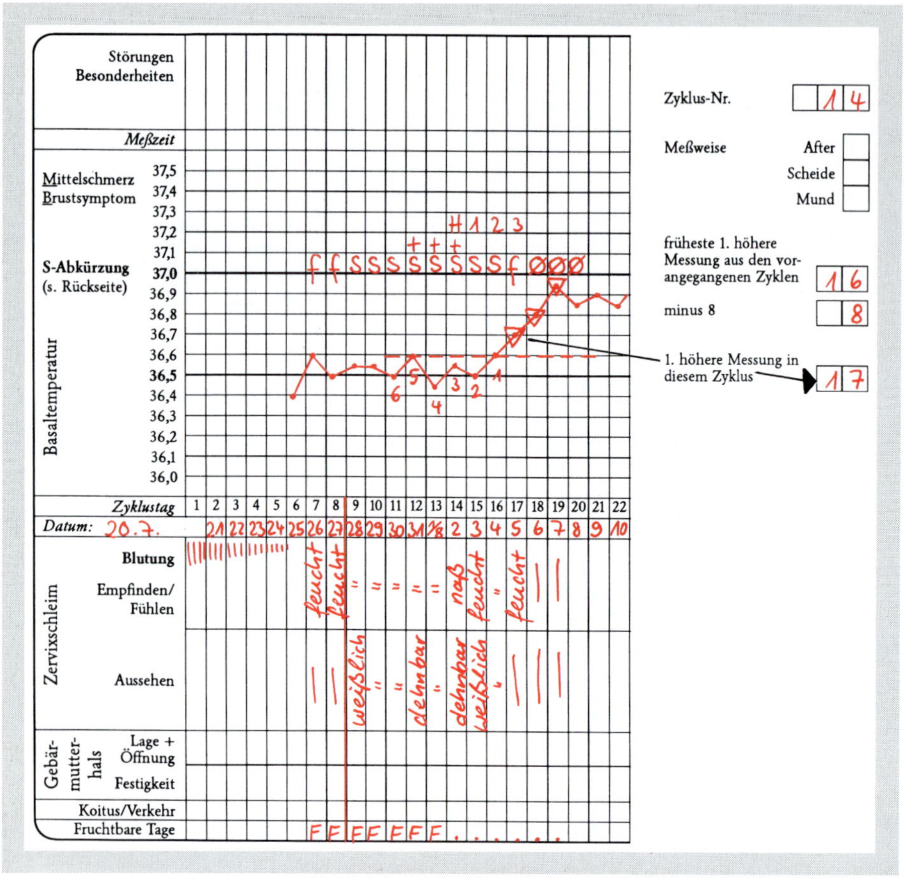

Abb. 43: Die erste höhere Messung ist in diesem Zyklus am 17. Zyklustag. Sie wird in die rechte Spalte eingetragen

Wenn die Temperaturauswertung im laufenden Zyklus abgeschlossen ist, wird die erste höhere Messung dieses Zyklus ebenfalls in die Spalte rechts eingetragen (Abb. 43).

In jedem Zyklus muß darauf geachtet werden, ob die 1. höhere Messung früher als in den vorausgehenden Zyklen auftritt (Abb. 44). Ist dies der Fall, muß sie im nächsten Zyklusblatt als »früheste erste höhere Messung aus den vergangenen Zyklen« in der rechten Spalte eingetragen und die Minus-8-Regel entsprechend neu berechnet werden.

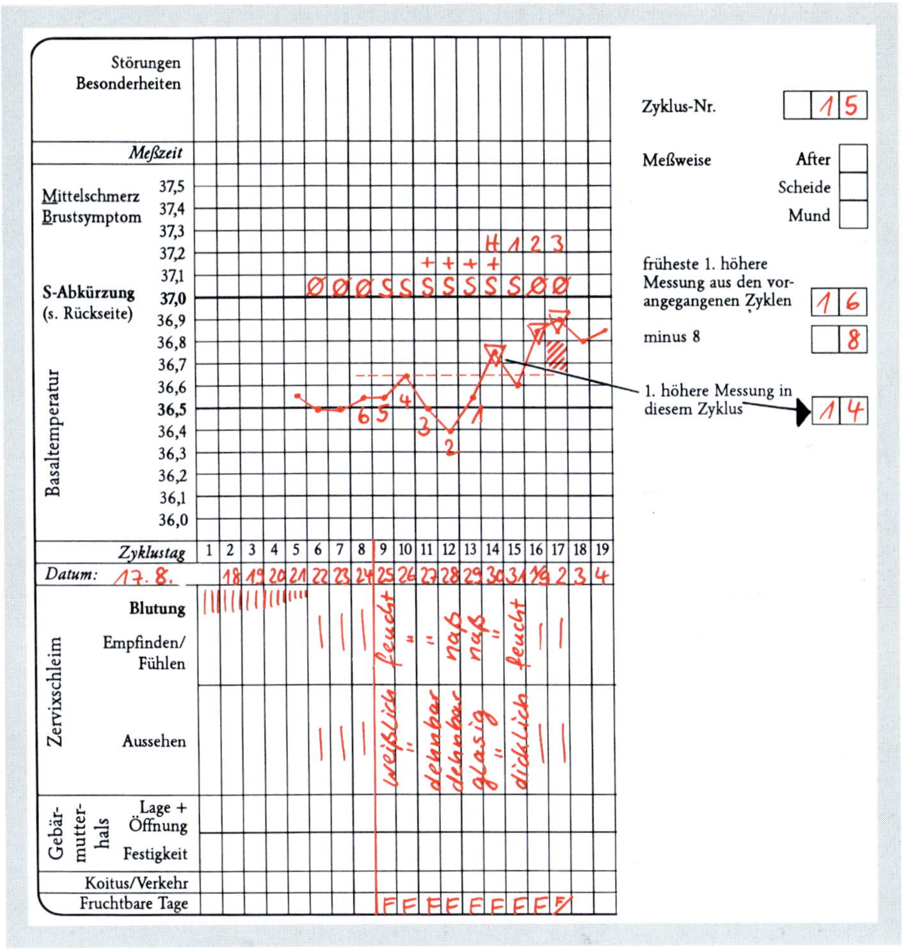

Abb. 44:
In diesem Zyklus ist es zu einer Vorverlagerung der 1. höheren Messung auf den 14. Zyklustag gekommen. Dies muß im nächsten Zyklusanfang nach der Minus-8-Regel beachtet werden (14 – 8 = 6). Dann können die ersten 6 Zyklustage als unfruchtbar angenommen werden, vorausgesetzt, es wird vorher kein Zervixschleim beobachtet

Die 5-Tage-Regel

Wenn eine Frau mit der sympto-thermalen Methode beginnt, muß sie *im ersten Zyklus* zunächst *Fruchtbarkeit von Anfang an* annehmen, da sie nicht weiß, ob im vorausgegangenen Zyklus eine Temperaturhochlage war.

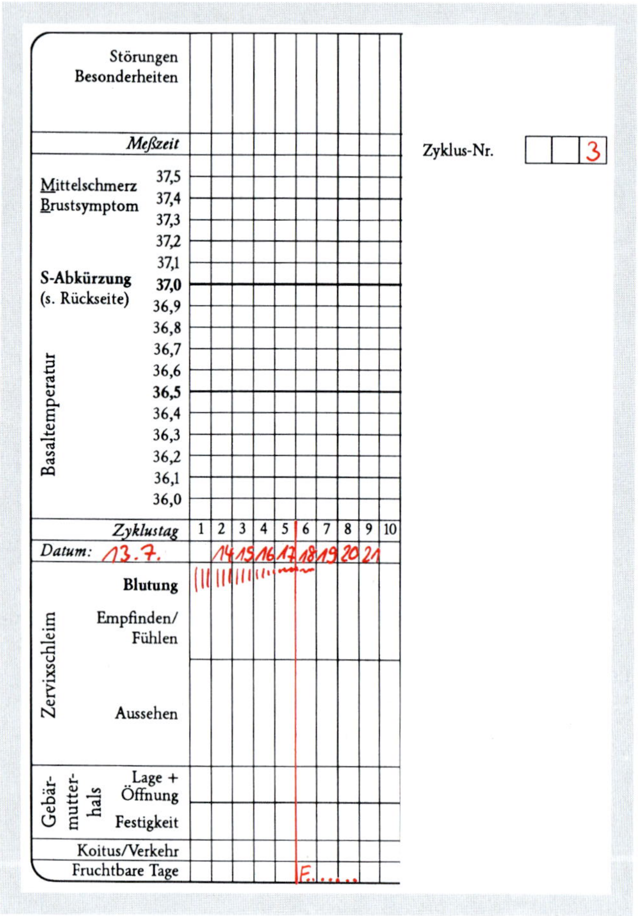

Abb. 45:
Die NFP-Anfängerin (hier 3. Zyklus) bestimmt die unfruchtbare Zeit am Zyklusanfang nach der 5-Tage-Regel und markiert sie im Zyklusblatt mit einem Strich.

Solange noch keine 12 Temperaturzyklen vorliegen, aus denen die früheste erste höhere Messung bestimmt werden könnte, kann sie die Minus-8-Regel noch nicht anwenden. Für sie gilt die **5-Tage-Regel** (Abb. 45):

Regel:
Die ersten 5 Tage im Zyklus können als unfruchtbar angenommen werden.

Auch für die 5-Tage-Regel gilt:
Sollte in einem Zyklus jedoch bereits vorher Schleim beobachtet oder »feucht« empfunden werden, so beginnt ab sofort die fruchtbare Zeit. Dem Prinzip der doppelten Kontrolle entsprechend gilt auch hier: »was immer zuerst kommt«.

Es gibt noch eine weitere Einschränkung:
Sollte die früheste erste höhere Messung bereits während der ersten 12 Zyklen einmal am 12. Tag oder früher auftreten, so gelten nicht mehr »die ersten fünf Tage«, sondern ab sofort »früheste erste höhere Messung minus 8« (Abb. 46).

Für die NFP-Anfängerin gilt: Während der ersten 12 Zyklen kann sie nur die ersten 5 Zyklustage als unfruchtbar annehmen, vorausgesetzt, daß erstens bisher kein Temperaturanstieg am 12. Tag oder früher beobachtet wurde und daß zweitens im aktuellen Zyklus das Schleimsymptom nicht vor dem Ende des 5. Zyklustages auftritt. Eine Verlängerung der unfruchtbaren Phase am Zyklusanfang ist erst dann möglich, wenn 12 Temperaturzyklen vorliegen und sich aus der Minus-8-Regel mehr als 5 unfruchtbare Tage für den Zyklusanfang ergeben.

Sonderregel bei vorliegendem Menstruationskalender:

Lediglich 5 Tage am Zyklusanfang als unfruchtbar annehmen zu können, bedeutet für manche Frauen – im Nachhinnein betrachtet – eine unnötig lange fruchtbare Zeit. Für diejenigen Frauen, die einen Menstruationskalender geführt haben, gibt es die Möglichkeit, die unfruchtbare Zeit am Zyklusanfang u. U. etwas zu verlängern. Dazu wird ein **Stichtag nach der »Minus-20-Regel«** festgelegt:

Die Regel lautet: Kürzester Zyklus (aus 12 vorangegangenen Zyklen) minus 20 = letzter unfruchtbarer Tag am Zyklusanfang.

Beispiel: Aus dem Menstruationskalender ergibt sich, daß der kürzeste Zyklus länger als 25 Tage war, z. B. 27 Tage. Dann können nach der Minus-20-Regel am Zyklusanfang 7 Tage als unfruchtbar angenommen werden (27 – 20 = 7). Als Stichtag wird hier der 7.Tag festgelegt. Eine NFP-Anfängerin dürfte nach diesem Beispiel statt der üblichen 5 unfruchtbaren Tage am Zyklusanfang aufgrund ihres Menstruationskalenders 7 Tage annehmen, selbstverständlich in doppelter Kontrolle mit dem Schleimsymptom.

Auch hier gilt dieselbe Einschränkung wie bei der 5-Tage-Regel: Sollten sich bereits während der ersten 12 Zyklen nach der Minus-8-Regel weniger unfruchtbare Tage am Zyklusanfang ergeben als nach der Minus 20-Regel, so gilt **ab sofort** die Minus-8-Regel.

Zwei Beispielzyklen:

Abb. 46:
Zyklusblatt einer NFP-Anfängerin im 6. Zyklus. Die unfruchtbare Phase am Zyklusanfang wurde nach der 5-Tage-Regel in doppelter Kontrolle mit dem Schleimsymptom bestimmt. Die fruchtbare Phase beginnt am 6. Zyklustag und endet am Abend des 14. Zyklustages.
Die erste höhere Messung war hier bereits am 12. Zyklustag, so daß ab dem nächsten Zyklus die unfruchtbare Phase am Zyklusanfang nicht mehr mit der 5-Tage-Regel, sondern ab sofort mit der Minus-8-Regel (12 – 8 = 4) bestimmt werden muß: Im nächsten Zyklus können nur noch die ersten 4 Tage als unfruchtbar angenommen werden

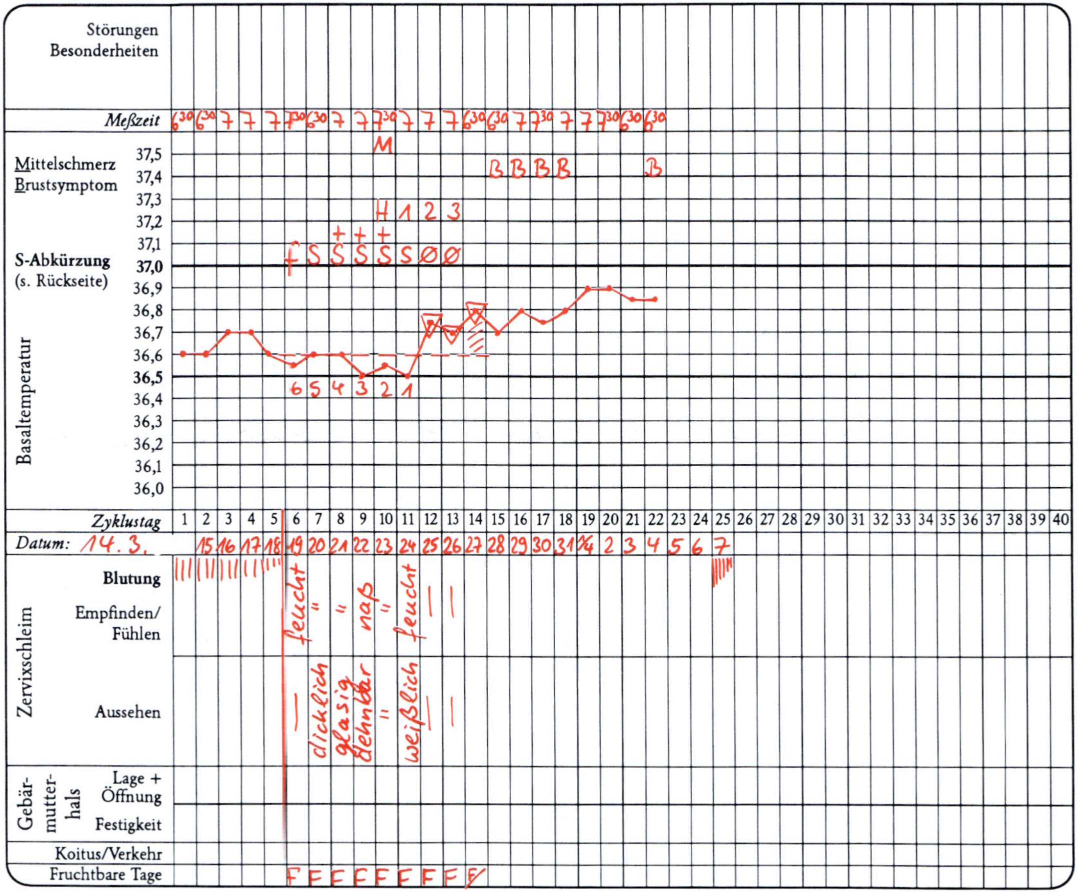

Arbeitsgruppe NFP

Zyklus-Nr. 6

Meßweise
After
Scheide
Mund X

früheste 1. höhere Messung aus den vorangegangenen Zyklen 14

minus 8

1. höhere Messung in diesem Zyklus 12

Wollen Sie im nächsten Zyklus schwanger werden?
ja
nein
unentschieden

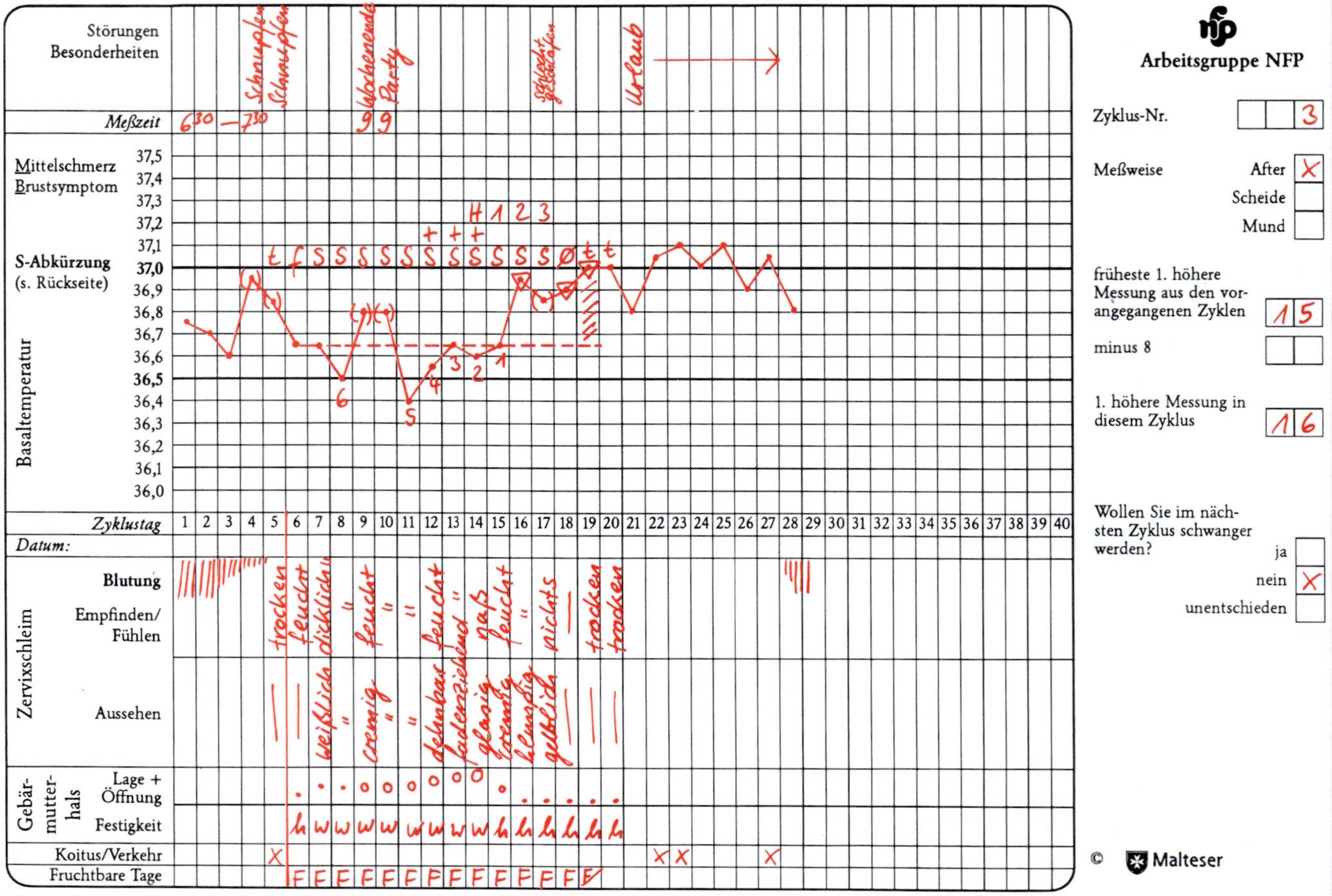
Störungen
Besonderheiten
Schnupfen
Schnupfen
Wochenende
Party
schlecht geschlafen
Urlaub
Meßzeit
6³⁰ – 7³⁰
9
9
Mittelschmerz
Brustsymptom
S-Abkürzung
(s. Rückseite)
Basaltemperatur
37,5
37,4
37,3
37,2
37,1
37,0
36,9
36,8
36,7
36,6
36,5
36,4
36,3
36,2
36,1
36,0
H 1 2 3
Zyklustag
1 2 3 4 5 6 7 8 9 10 11 12 13 14 15 16 17 18 19 20 21 22 23 24 25 26 27 28 29 30 31 32 33 34 35 36 37 38 39 40
Datum:
Zervixschleim
Blutung
Empfinden/
Fühlen
trocken
feucht
dicklich
feucht
feucht
nass
feucht
nichts
trocken
trocken
Aussehen
weißlich
cremig
dehnbar
fadenziehend
glasig
cremig
klumpig
gelblich
Gebärmutterhals
Lage + Öffnung
Festigkeit
Koitus/Verkehr
Fruchtbare Tage
Arbeitsgruppe NFP
Zyklus-Nr.
3
Meßweise
After
X
Scheide
Mund
früheste 1. höhere Messung aus den vorangegangenen Zyklen
15
minus 8
1. höhere Messung in diesem Zyklus
16
Wollen Sie im nächsten Zyklus schwanger werden?
ja
nein
X
unentschieden
© Malteser

Abb. 47:
3. Zyklusblatt einer Frau, die erst vor kurzem mit der NFP-Anwendung begonnen hat. Für sie gilt die 5-Tage-Regel. Demnach sind die ersten fünf Tage unfruchtbar, zumal auch kein Schleimsymptom beobachtet wurde.
Schnupfen, Spätaufstehen und Party am Wochenende stören die Aufwachtemperatur deutlich und werden ausgeklammert. Da auch der Temperaturwert am 17. Zyklustag aufgrund von »schlecht geschlafen« erhöht sein könnte, muß sie als »NFP-Anfängerin« diesen Wert ausklammern. Sollte sich später, wenn die Frau mehr Erfahrung gesammelt hat, herausstellen, daß sich bei ihr »schlecht geschlafen« nicht auf die Temperatur auswirkt, braucht sie ihn in einem solchen Fall nicht mehr auszuklammern.
Die unfruchtbare Zeit nach dem Eisprung beginnt am Abend des 19. Zyklustages. Der Urlaub braucht deshalb als mögliche Störung nicht mehr berücksichtigt werden

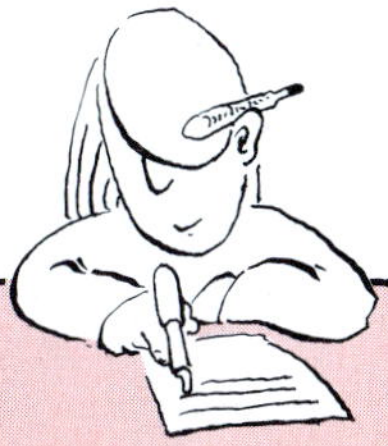

Freitag, 28. März (Thomas)

»Wie ich das so sehe, haben wir mit der NFP noch einen kleinen Marathon vor uns, bis wir die doppelte Kontrolle für den Zyklusanfang anwenden können. Denise hat nie einen Kalender geführt. Und Temperaturaufzeichnungen haben wir erst recht nicht. Das heißt, daß wir vorläufig nicht über die ersten 5 Tage kommen werden. Denise hat mich im Kurs mit ihren großen Augen fragend angesehen, als sie das kapiert hat. Keine Angst, Mädchen, das schaffen wir zwei schon!«

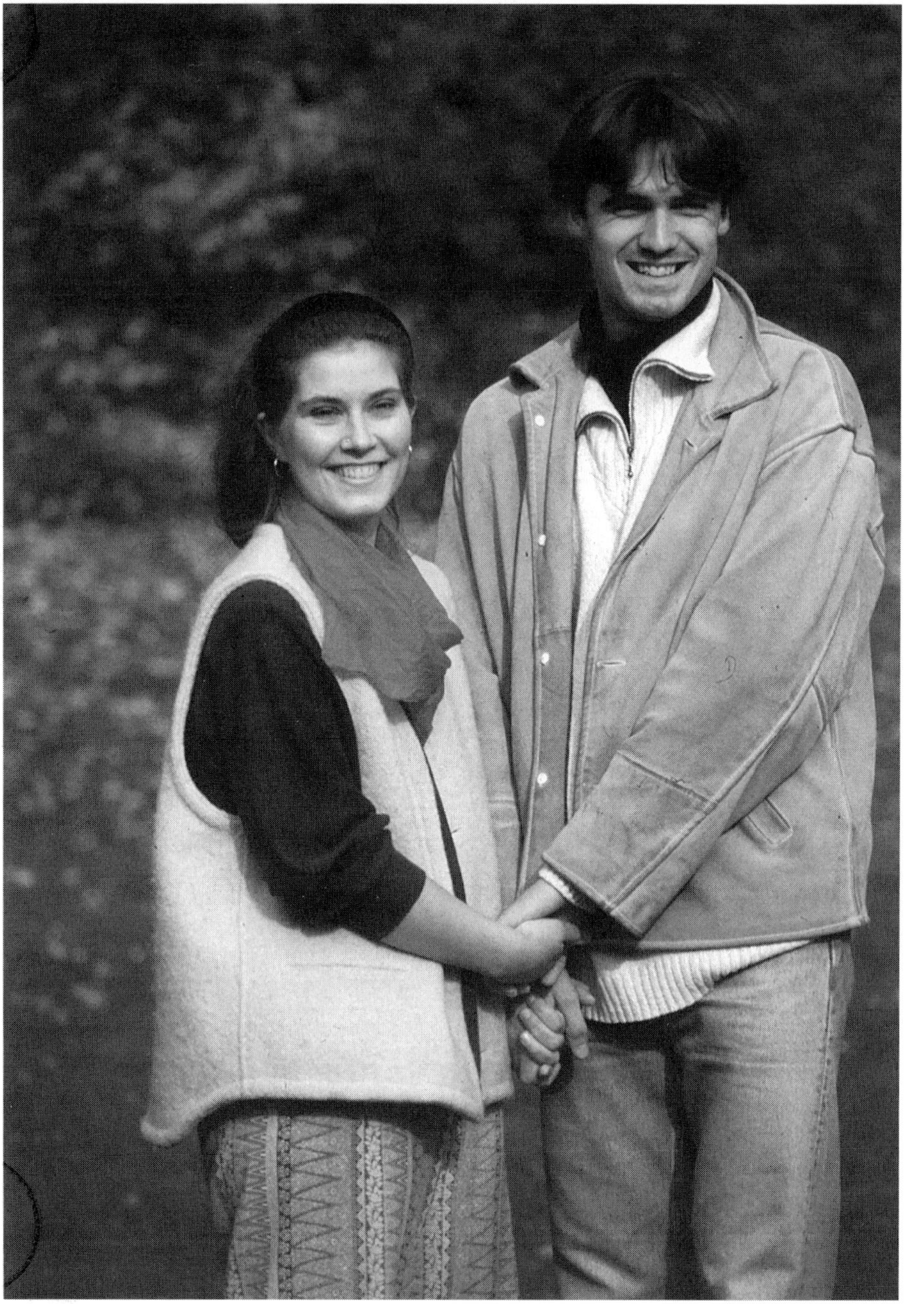

Die Selbstuntersuchung des Gebärmutterhalses und andere Zeichen im Zyklus

Veränderungen des Gebärmutterhalses

Der Gebärmutterhals, von manchen auch Muttermund genannt, unterliegt ebenso wie Schleim und Temperatur zyklischen Veränderungen. Sie können durch eine Selbstuntersuchung festgestellt werden. Die Selbstuntersuchung des Gebärmutterhalses ist eine Alternative zur Zervixschleimbeobachtung und kann diese in der sympto-thermalen Methode auch ersetzen. Sie ist vor allem dann hilfreich, wenn nur sehr wenig oder kein Zervixschleim vorhanden ist, die Beobachtung z. B. durch Ausfluß gestört oder aus anderen Gründen nicht auswertbar ist.

Direkt nach der Menstruation ist der Gebärmutterhals geschlossen und hart und ragt tief in die Scheide hinein, so daß er mit dem Finger relativ gut zu ertasten ist. Rückt der Eisprung näher, dann wird der Gebärmutterhals weich, öffnet sich leicht und steigt etwas höher, so daß er manchmal kaum noch erreicht werden kann. Nach dem Eisprung schließt er sich wieder, wird hart und steht tiefer (Abb. 48, Abb. 49).

Für die Selbstuntersuchung empfiehlt sich folgendes Vorgehen: Mit der Untersuchung des Gebärmutterhalses sollte direkt nach dem Ende der Menstruationsblutung begonnen werden. Nur so ist es möglich, die Veränderungen im Laufe des Zyklus kennenzulernen und einzuordnen.

Die Frau sollte den Gebärmutterhals einmal täglich in der gleichen Position mit demselben Finger untersuchen. Es geht leichter, wenn sie dabei eine leicht gebeugte Haltung einnimmt. Sie kann stehen und einen Fuß auf Stuhl- oder Badewannenrand stellen oder hocken, sitzen oder liegen und dabei die Beine etwas anziehen.

Nach dem Entleeren der Blase werden ein oder zwei saubere Finger (Zeige- und Mittelfinger) in die Scheide eingeführt und nach hinten und oben bewegt (Abb. 50). Mit kreisenden Bewegungen wird der Muttermund zu ertasten

Abb. 48:
Die inneren Geschlechtsorgane der Frau: die Scheide ist so angeschnitten, daß man den Gebärmutterhals, der in sie hineinragt, sehen kann

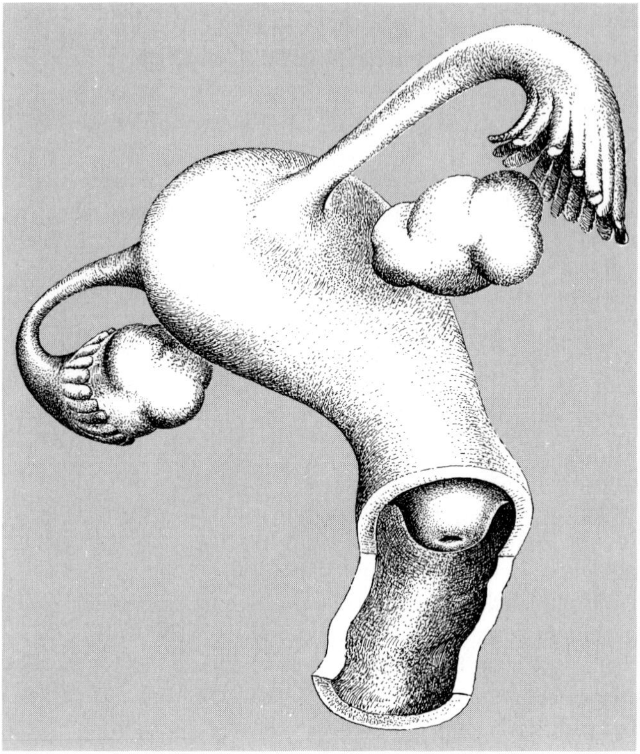

versucht und seine Beschaffenheit erfühlt. Er ragt kugelig oder zapfenförmig in die Scheide hinein und fühlt sich im Gegensatz zu den rauhen Scheidenwänden glatt an.

Anschließend wird versucht, die grübchenförmige Öffnung des Muttermundes, den Eingang in den Gebärmutterhals zu finden und den Öffnungsgrad zu beurteilen. Bei einer Frau, die bereits geboren hat, ist die Öffnung möglicherweise schlitzförmig und nie ganz geschlossen. Nun wird der Finger wieder auf den Rand des Gebärmutterhalses zubewegt und dessen unterschiedlicher Zustand nach den Kriterien »hart« oder »weich« beurteilt. Der Gebärmutterhals kann sich hart – wie der Nasenknorpel – oder weich – wie die Lippen oder das Ohrläppchen – anfühlen.

In bestimmten Fällen kann die Selbstuntersuchung des Gebärmutterhalses erschwert sein, wenn er beispielsweise durch Operationen vernarbt ist oder nach Geburten ausgeprägte Risse aufweist.

Wenn die Frau den Gebärmutterhals nur schwer erreicht, dann kann sie mit einer Hand gegen den Unterbauch drücken und damit die Gebärmutter dem untersuchenden Finger entgegenbewegen.

Zum Schluß kann sie Zervixschleim direkt aus dem Muttermund entnehmen. Dazu wird der Gebärmutterhals mit zwei Fingern leicht zusammengedrückt und diese dann in geschlossener Position aus der Scheide herausgeführt. Der zwischen den Fingern haftende Schleim wird nach den bekannten Kriterien beurteilt.

Abb. 49: Veränderungen des Gebärmutterhalses im Zyklus

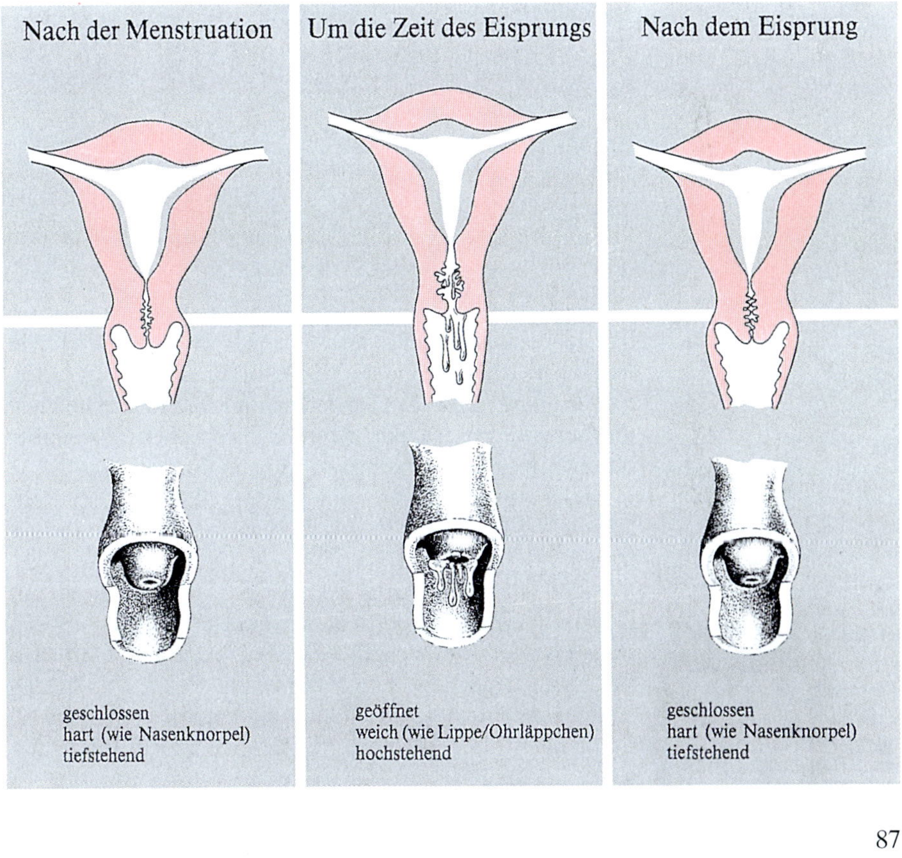

Abb. 50:
Längsschnitt durch das weibliche Becken und Handhaltung bei der Selbstuntersuchung

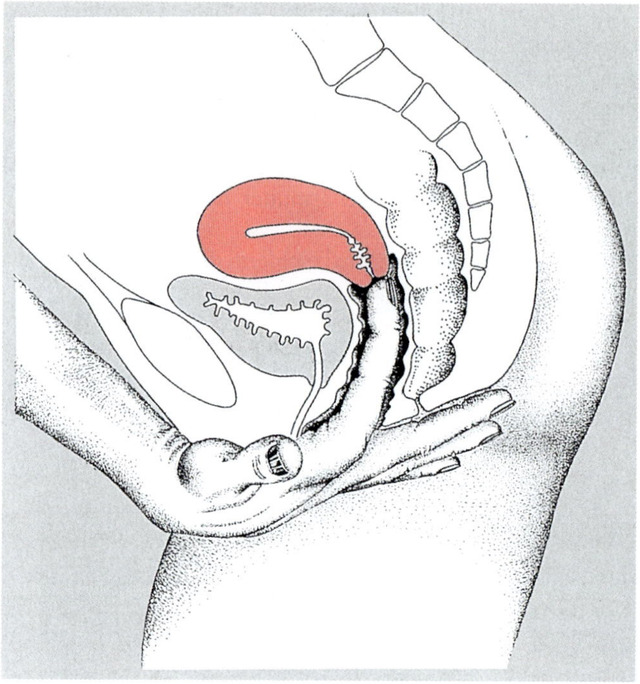

Neben der rein äußerlichen Schleimbeobachtung am Scheideneingang stellt die Abnahme von Zervixschleim direkt vom Muttermund die *zweite Möglichkeit der Schleimbeobachtung* dar und ist besonders für jene Frauen geeignet, die Schwierigkeiten bei der rein äußerlichen Schleimbeobachtung haben.

Erfahrungsgemäß ist es am günstigsten, sich für eine der beiden Möglichkeiten zu entscheiden und diese beizubehalten.

Nicht jede Frau kann immer alle Veränderungen des Gebärmutterhalses beobachten. Manche erfassen möglicherweise nur Öffnungsgrad oder Festigkeit. Dies ist durchaus ausreichend.

Wenn die Frau irgendwelche Veränderungen tastet, die sie sich nicht erklären kann, sollte dies von einem Frauenarzt abgeklärt werden.

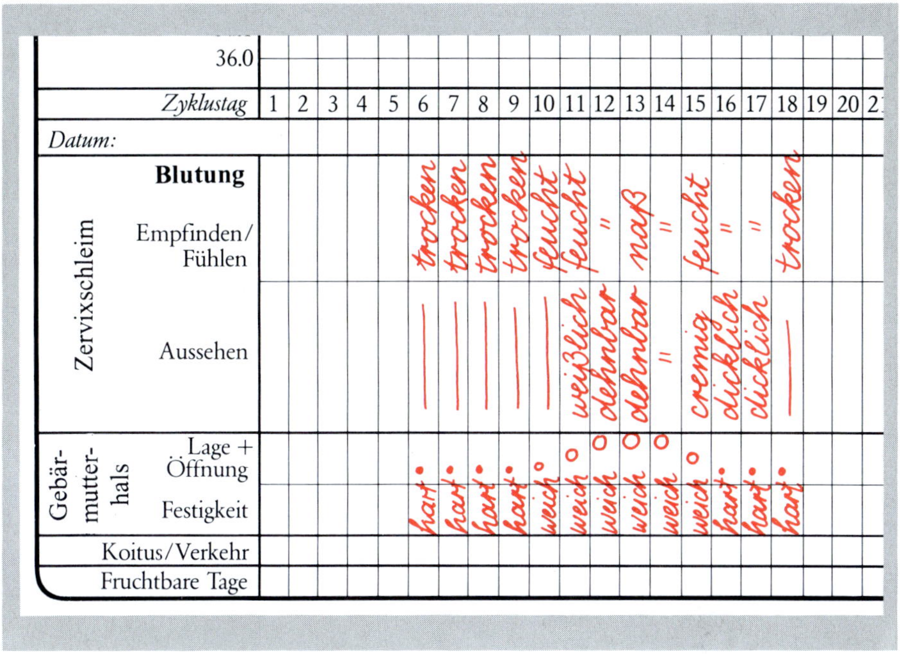

Abb. 51: Eintragung der Beobachtung bei der Selbstuntersuchung des Gebärmutterhalses

Eintragung ins Zyklusblatt

Die Beobachtungen der Selbstuntersuchung werden auf dem Zyklusblatt unten in die Rubrik »Gebärmutterhals« eingetragen (Abb. 51).

Öffnung

Je nach Öffnungsgrad werden folgende Symbole benutzt:

geschlossen	•
teilweise geöffnet	○
vollständig geöffnet	◯

Lage

In der gleichen Spalte wird durch entsprechende Eintragungen unterschieden, ob der Gebärmutterhals tiefer oder höher steht.

Festigkeit

Je nach Beschaffenheit des Gebärmutterhalses wird in die Spalte »Festigkeit« hart (h) oder weich (w) eingetragen.

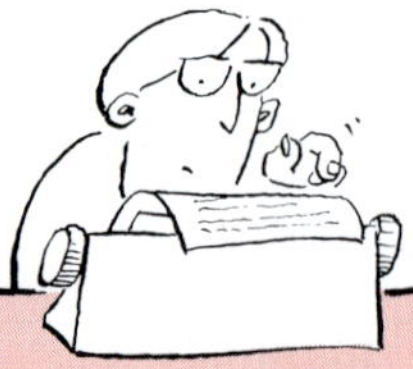

Sonntag, 13. April (Denise)

»Die Vorstellung, mir selbst mit dem Finger tief in die Scheide zu fassen, hat mich irgendwie abgeschreckt. Ich glaube, ich schäme mich bei dem Gedanken, mich selbst dort zu berühren. Thomas hat mir gut zugeredet, es doch wenigstens einmal zu versuchen. Und ich hab's gemacht. Ein merkwürdiges Gefühl ist das schon, mit dem Finger tief in die Scheide zu tasten und mit einem Mal auf den feuchten und runden Muttermund zu stoßen. Ich habe sogar das Grübchen in der Mitte getastet. Ach, ist das aufregend!«

Die Auswertung der Selbstuntersuchung

Bei der Bestimmung von Anfang und Ende der fruchtbaren Zeit kann die Gebärmutterhalsuntersuchung das Schleimsymptom ersetzen. Allerdings führt das bei manchen Frauen zu einer Verlängerung der fruchtbaren Phase.

Regel:

1. Solange der Gebärmutterhals nach der Menstruation unverändert ist, kann Unfruchtbarkeit angenommen werden, sofern die 5-Tage-Regel oder die Minus-8-Regel nicht bereits Fruchtbarkeit anzeigen.
2. Sobald irgendeine Veränderung des Gebärmutterhalses in der ersten Zyklusphase auftritt, beginnt die fruchtbare Zeit.
3. Ein hoch stehender, weicher, weit geöffneter Gebärmutterhals ist ein Zeichen für die hochfruchtbare Zeit.

4. Die unfruchtbare Zeit nach dem Eisprung beginnt am Abend des dritten Tages mit geschlossenem, hartem Gebärmutterhals in doppelter Kontrolle mit der Temperatur.
5. Eine Dreifachkontrolle von Temperatur, Zervixschleim und Gebärmutterhals ist nicht notwendig, da sich die Sicherheit dadurch nicht weiter erhöht. Dagegen reicht die alleinige Kombination von Zervixschleim und Gebärmutterhals für eine sichere Bestimmung von Anfang und Ende der fruchtbaren Zeit **nicht** aus.

Das Brustsymptom

Viele Frauen merken, daß sich ihre Brust im Laufe des Zyklus verändert. Sie wird voller, schwerer, größer oder auch empfindlicher. Meist ist damit ein leichtes Ziehen, Stechen oder Kribbeln verbunden, es kann aber auch ein außerordentlich schmerzhaftes Spannungsgefühl auftreten.

Schmerzhaftes Spannungsgefühl

Vereinzelt tritt das Brustsymptom schon um die Zeit des Eisprungs auf, meistens aber entwickelt es sich erst in der zweiten Zyklushälfte (Progesteronphase), nimmt bis zur Menstruation weiter zu und klingt mit Beginn der Blutung rasch wieder ab. Das Brustsymptom tritt nicht so häufig und vor allem nicht regelmäßig genug auf, um es für die Bestimmung der unfruchtbaren Phase nach dem Eisprung nutzen zu können. Manchen Frauen liefert es jedoch zusätzliche Informationen über das Zyklusgeschehen und bestätigt die Auswertung von Schleim und Temperatur. Das Brustsymptom wird im Zyklusblatt mit einem »B« über der Temperaturkurve eingetragen (vgl. Abb. 46).

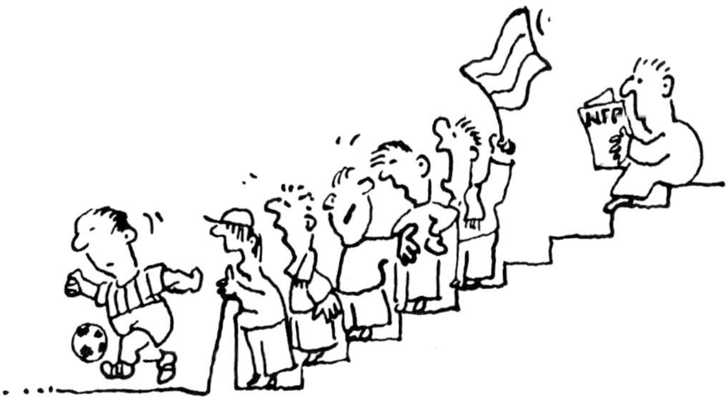

Der Mittelschmerz

Viele Frauen nehmen ein weiteres Fruchtbarkeitszeichen wahr, den sogenannten Mittelschmerz. Er wird sehr unterschiedlich beschrieben. Manche bemerken einen nicht lokalisierbaren Schmerz im Unterbauch, der einen oder mehrere Tage lang dauert. Bei anderen setzt er plötzlich ein und hält einige Sekunden oder Minuten, manchmal auch Stunden an und ist gut im rechten oder linken Unterbauch abgrenzbar. Ein regelmäßiges Abwechseln zwischen der rechten oder linken Seite ist meist nicht zu erkennen. Der Mittelschmerz kann auch in Rücken, Beine und Dammbereich ausstrahlen.

Die Ursachen des Mittelschmerzes sind bis heute nicht genau bekannt. Es spricht viel dafür, daß dieses Ereignis durch eine Kapselspannung des wachsenden Eibläschens ausgelöst wird. Aber auch andere Ursachen wie z. B. eine schmerzhafte Reizung des Bauchfells werden diskutiert.

Welchen Nutzen hat der Mittelschmerz für die NFP?

Bei Kinderwunsch auf Mittelschmerz achten

Der Mittelschmerz steht in engem zeitlichen Zusammenhang mit dem Eisprung, kann aber auf keinen Fall – wie es häufig geschieht – mit dem Zeitpunkt des Eisprungs gleichgesetzt werden. Er kann nämlich bereits wenige Tage vor, aber auch noch nach dem Eisprung auftreten. Er ist jedoch ein zusätzliches Zeichen der fruchtbaren Zeit und kann die übrigen Beobachtungen (Zervixschleim, Gebärmutterhals und Temperaturverlauf) bestätigen. Besonders Paare mit

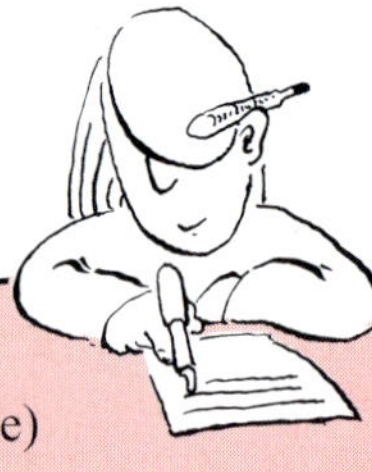

Donnerstag, 27. März, 3. Kursabend (Denise)

»Heute abend hat eine Frau im Kurs gesagt, sie würde genau spüren, wann sie fruchtbar ist. Einige haben das gar nicht verstanden. Ich glaube, ich kann das nachvollziehen. Ich beginne, meinen Körper zu verstehen, auch wenn er noch leise zu mir spricht. Ich erlebe mich voll als Frau.«

Kinderwunsch sollten auf den Mittelschmerz achten, da in dieser Zeit die Empfängniswahrscheinlichkeit deutlich erhöht ist.

Der Mittelschmerz wird über der Temperaturkurve mit der Abkürzung »M« eingetragen (vgl. Abb. 46).

Die Zwischenblutung

Manche Frauen beobachten gelegentlich in der fruchtbaren Zeit eine sogenannte Zwischenblutung, die verschieden stark sein kann. Meist ist sie nur als leichte, rötliche oder bräunliche Verfärbung des Zervixschleims zu beobachten. Selten tritt sie als mehrtägige Blutung auf, die – ohne Kontrolle der Aufwachtemperatur – mit einer Periodenblutung verwechselt werden kann.

Die Zwischenblutung tritt in engem zeitlichen Zusammenhang zum Eisprung auf und wird vorwiegend mit natürlichen Hormonschwankungen um diese Zeit erklärt.

Sie wird im Zyklusblatt in die Zeile »Blutung« – je nach Stärke – mit Punkten oder Strichen eingetragen (vgl. Abb. 12, S. 35).

Weitere Zeichen

Im Laufe des Zyklus beobachten manche Frauen noch verschiedene andere Veränderungen, die sie mit zunehmender Erfahrung einzelnen Zyklusphasen zuordnen können.

Beschrieben werden: Hauterscheinungen (Akne, Juckreiz, Anfärben des Goldringes usw.), Fettigwerden der Haare, Gewichtsschwankungen, Wassereinlagerungen, Spannungsgefühl im Bereich der Schamlippen, verstärkter Harndrang, Blähungen, Verstopfung oder Durchfall, Stimmungsschwankungen, Abgeschlagenheit oder Tatendrang, veränderte körperliche Leistungsfähigkeit, gesteigertes oder vermindertes Bedürfnis nach Sexualkontakt usw.

Beim Kennenlernen des eigenen Körpers wird jede Frau unterschiedliche Beobachtungen machen können. Solche Beobachtungen werden auf dem Zyklusblatt in die Spalte »Besonderheiten« eingetragen.

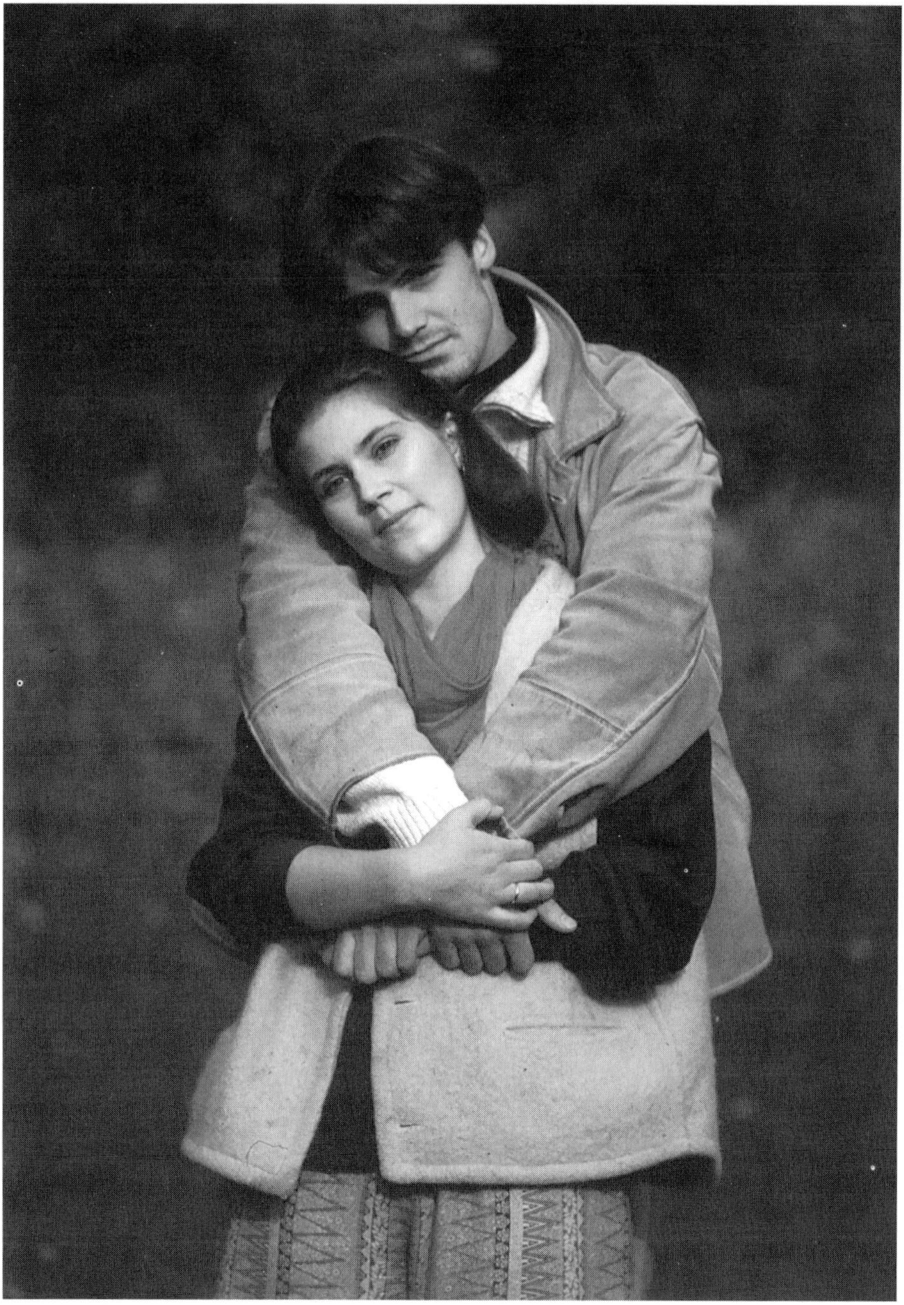

Die Sicherheit der sympto-thermalen Methode

Von 100 Frauen, die regelmäßig ungeschützt, d. h. ohne Verhütungsmittel Verkehr haben, werden innerhalb eines Jahres 70 bis 80 schwanger. Bei Anwendung verschiedener Verhütungsmethoden wird die Möglichkeit für eine Schwangerschaft in unterschiedlichem Maße verringert, bei manchen nahezu unwahrscheinlich. Hundertprozentig sicher ist jedoch keine Methode.

Wie wird die Sicherheit einer Familienplanungsmethode gemessen?

Die Sicherheit einer Familienplanungsmethode wird meist mit Hilfe des sog. *Pearl-Index* bestimmt. Der Pearl-Index gibt an, wieviele Schwangerschaften entstehen, wenn eine bestimmte Verhütungsmethode 100 sog. Frauenjahre (1 Frauenjahr = 12 Zyklen), d. h. 1200 Zyklen lang angewandt wird. So besagt ein Pearl-Index von 2 beispielsweise, daß 2 unbeabsichtigte Schwangerschaften in 1200 Anwendungszyklen (100 »Frauenjahre«) auftreten. Ist der Pearl-Index dagegen z. B. 0.5, dann tritt nur in einem von 2400 Zyklen (200 »Frauenjahre«) eine unbeabsichtigte Schwangerschaft auf.

Die Sicherheit einer Familienplanungsmethode hängt von 2 Faktoren ab: einmal von der Methode selbst, zum anderen aber auch von der Zuverlässigkeit der Anwender. Man unterscheidet deshalb zwischen Methodensicherheit und Gebrauchssicherheit.

Bei Angaben zur *Gebrauchssicherheit* werden alle unbeabsichtigten Schwangerschaften berücksichtigt, auch jene, welche durch fehlerhafte Anwendung eingetreten sind (z. B. Vergessen der Pilleneinnahme oder bei der NFP Verkehr in der fruchtbaren Zeit).

Zur Feststellung der *Methodensicherheit* werden nur diejenigen unbeabsichtigten Schwangerschaften berücksichtigt, die trotz korrekter Anwendung (z. B. trotz täglicher Pilleneinnahme oder bei der NFP ohne Verkehr in der fruchtbaren Zeit) aufgetreten sind.

Wie sicher ist die sympto-thermale Methode bei richtiger Anwendung?

Methodensicherheit Pearl-Index 0,5

Wenn ein Paar sich strikt an die Regeln hält, ist die Schwangerschaftsrate äußerst gering. Bei der seit 1984 an der Universität Düsseldorf zu dieser Methode laufenden Sicherheitsstudie wurden bisher bei 7169 Zyklen nur 3 unbeabsichtigte Schwangerschaften festgestellt, die auf das Versagen der Methode zurückzuführen sind. Das entspricht einer Methodensicherheit von 0,5 (Pearl-Index). Damit liegt die *Sicherheit* der sympto-thermalen Methode bei richtigem Gebrauch *zwischen Pille und Spirale.*

Alle drei Schwangerschaften entstanden durch Verkehr in der durch die Methode definierten unfruchtbaren Phase *am Zyklusanfang.* Das ist auch ein Grund, warum manche Paare, die eine Methodensicherheit wünschen, die an Null heranreicht, ihren Verkehr auf die unfruchtbare Zeit nach dem Eisprung beschränken.

Abb. 52: Die Veränderung der Empfängniswahrscheinlichkeit in Beziehung zum Zeitpunkt des Eisprungs

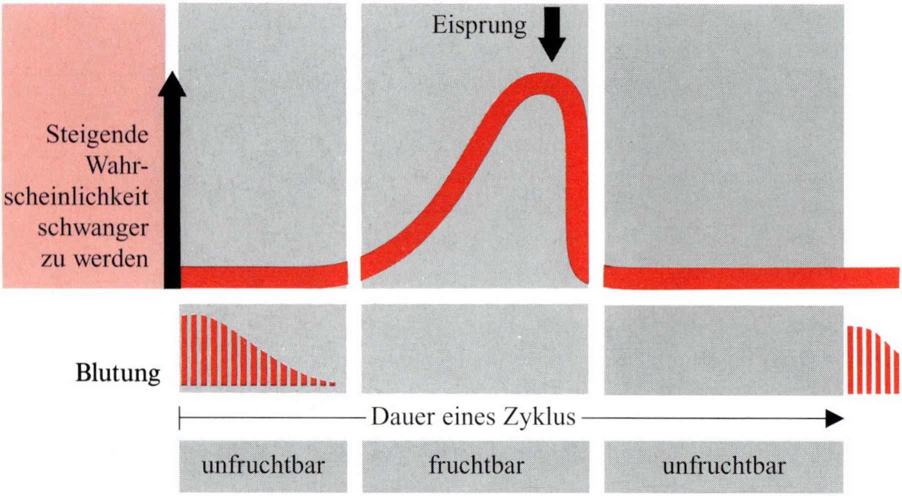

Welche Faktoren beeinflussen die Sicherheit?

Die Sicherheit der NFP ist in hohem Maße vom Verhalten des Paares abhängig.

Bei der oben genannten Studie zur Sicherheit der symptothermalen Methode ergab sich eine Gebrauchssicherheit von 2,3 bzw. 2,1*) (Pearl-Index) bei 13 unbeabsichtigten Schwangerschaften auf 7169 Zyklen. Bei 10 dieser Schwangerschaften fand Verkehr in der fruchtbaren Zeit statt.

Risiko: Verkehr in der fruchtbaren Zeit

Die meisten unbeabsichtigten Schwangerschaften entstehen dadurch, daß das Paar sich nicht an die Regeln hält und wissentlich in der fruchtbaren Zeit Verkehr hat. Viele »riskieren« es einfach einmal, vor allem ganz am Anfang der fruchtbaren Zeit, in dem Bewußtsein, daß die Möglichkeit, schwanger zu werden, in diesen ersten Tagen noch nicht so hoch ist. Die Wahrscheinlichkeit steigt umso rascher an, je näher der Eisprung rückt. Nach dem Eisprung fällt die Empfängniswahrscheinlichkeit rasch wieder ab und ist in der Temperaturhochlage praktisch gleich Null (Abb. 52).

Die Sicherheit der NFP hängt weiter entscheidend davon ab, wie stark in einer Partnerschaft die momentane Motivation ist, eine Schwangerschaft tatsächlich vermeiden zu wollen. Ob sich die Partner in dieser Frage einig sind und ob sie sich offen und ehrlich über ihre Sexualität und Familienplanung verständigen können, sind weitere, für die Sicherheit entscheidende Aspekte.

Ganz besonders wichtig aber ist, daß die fruchtbare Zeit richtig bestimmt wird. In der oben genannten Studie zur Gebrauchsssicherheit hielten sich manche irrtümlicherweise für unfruchtbar, weil sie die Methodenregeln falsch interpretierten. Eine gewisse Gefahr besteht z. B. darin, daß beim Erlernen der Methode Mißverständnisse und Unklarheiten auftreten, die dann die Sicherheit der Auswertung beeinflussen. Deshalb ist es immer besser, wenn NFP-

---

*) Der Pearl-Index von 2,1 bezieht sich auf jene Anwendergruppe, die während der fruchtbaren Zeit auch andere Verhütungsmittel (z. B. Kondom) gebrauchen. Der Unterschied zwischen 2,3 und 2,1 ist nicht statistisch signifikant, d. h. die Gebrauchssicherheit bei beiden Anwendergruppen ist gleich.

Anfänger durch geschulte NFP-Berater/innen eine gute Einführung in die Methode erhalten (siehe S. 101).

Zusammenfassend kann festgestellt werden, daß die hier beschriebene sympto-thermale Methode hochsicher ist. Welche Sicherheit ein Paar unter Alltagsbedingungen dann tatsächlich erreicht, liegt in der Hand des Paares selbst.

Wie unterscheidet sich die sympto-thermale Methode von anderen natürlichen Methoden?

Im Gegensatz zu den hier genannten Ergebnissen sind die in der Bevölkerung bekannten Zahlen zur Sicherheit der Natürlichen Familienplanung deutlich schlechter. Diese entstammen in erster Linie Untersuchungen zu anderen natürlichen Methoden, wie z. B. Knaus-Ogino oder Billings, die sich grundlegend von der hier dargestellten NFP-Methode unterscheiden.

Höhere Sicherheit durch mehrere Zeichen

Bei der in diesem Buch dargestellten sympto-thermalen Methode handelt es sich um eine Mehrzeichenmethode, bei der die verschiedenen Symptome einander ergänzen und absichern. Durch die Beobachtung mehrerer Zeichen wird der Zyklus besser interpretierbar, die Auswertung sicherer und die Anwendung praktikabler. Die hohe Sicherheit der Methode wird dadurch erreicht, daß jeweils zwei voneinander unabhängige Kriterien den Beginn bzw. das Ende der fruchtbaren Zeit anzeigen.

Am Zyklusanfang ist es die Minus-8-Regel bzw. die 5-Tage-Regel in doppelter Kontrolle mit dem Zervixschleim, am Ende der fruchtbaren Zeit die Basaltemperatur ebenfalls in doppelter Kontrolle mit dem Schleimsymptom. Die Beobachtung des Zervixschleims kann ohne Sicherheitsverlust durch die Untersuchung des Gebärmutterhalses ersetzt werden.

Es bedeutet keinen Sicherheitszuwachs, neben der Temperatur die beiden Zeichen Zervixschleim und Gebärmutterhals gleichzeitig zu beobachten, während es einen erheblichen Sicherheitsverlust bedeutet, bei der Bestimmung von Anfang und Ende der fruchtbaren Zeit sich ausschließlich auf Zervixschleim und/oder Gebärmutterhals zu verlassen (Ausnahme Stillzeit, siehe S. 122).

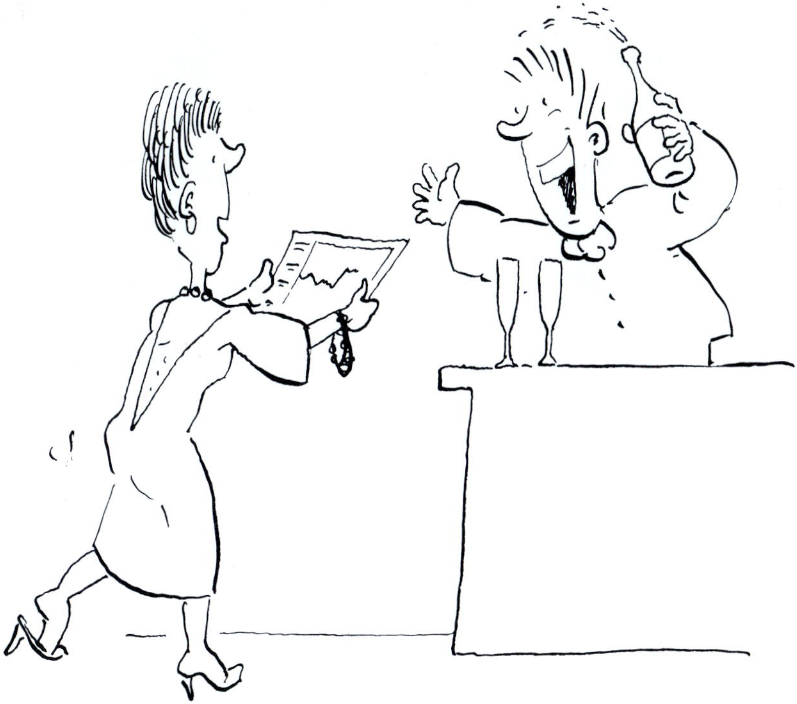

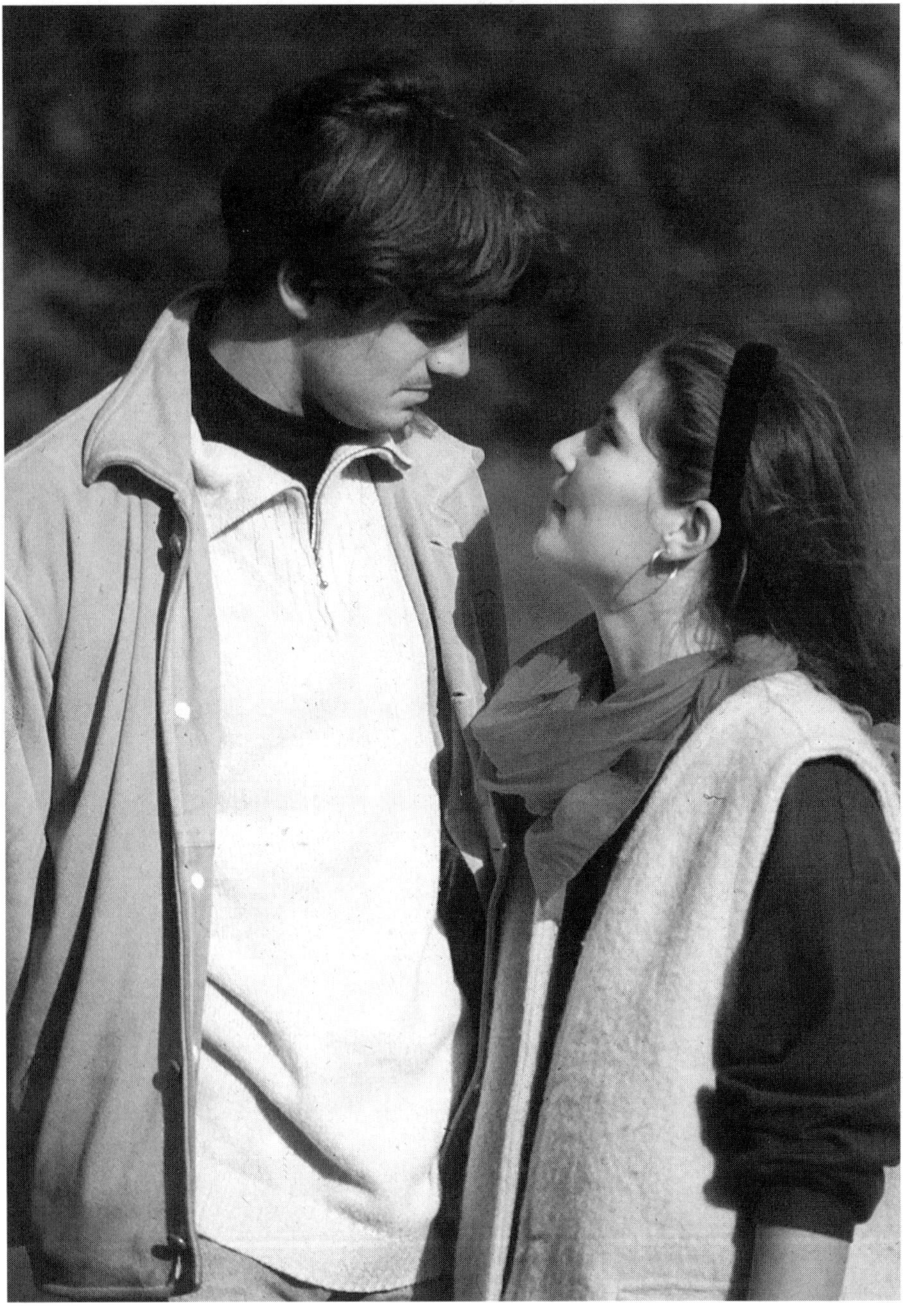

Wie kann man NFP erlernen?

Wer NFP sicher und selbständig anwenden will, muß die Selbstbeobachtung, die Zyklusführung und die Bestimmung der fruchtbaren Zeit zunächst erlernen. Diese Lernphase dauert in der Regel 1–3 Monate.

Man kann dies im Selbststudium durch Lesen und Durcharbeiten von Büchern bzw. Lernmaterialien (Leitfaden und Arbeitsheft: Natürlich und Sicher) tun. Die Erfahrung hat jedoch gezeigt, daß, sobald mit der Selbstbeobachtung und Zyklusführung begonnen wird, immer wieder Fragen auftreten, die besser innerhalb einer persönlichen Beratung und Begleitung beantwortet werden können, wie sie z. B. ein Einführungskurs bietet.

Individuelle Betreuung im Einführungskurs

Ein solcher Kurs erstreckt sich über vier bis sechs Abende in einem Zeitraum von 3 Zyklen bzw. 3 Monaten. Er wird entweder als Einzelberatung angeboten oder findet in einer Kleingruppe (2–4 Paare) statt. Die Teilnahme des Partners ist ausdrücklich erwünscht. Zunächst geht es um die Selbstbeobachtung und wie die beobachteten Zeichen im Zyklusblatt eingetragen werden. Dann werden die Regeln zur Bestimmung von Anfang und Ende der fruchtbaren Zeit erlernt und auf den eigenen Zyklus angewendet. Schließlich werden besondere Zyklussituationen diskutiert. Außerdem lernen die Paare, wie sie anhand der Zyklusaufzeichnungen feststellen können, daß eine Schwangerschaft eingetreten ist. Nach dem allgemeinen Teil mit den Zyklusübungen werden die mitgebrachten persönlichen Zyklusaufzeichnungen besprochen.

Einführungskurse in NFP werden an Volkshochschulen, in anderen Bildungseinrichtungen, in Arztpraxen oder auch privat angeboten und von ausgebildeten NFP-Beraterinnen und -Beratern der Arbeitsgruppe NFP durchgeführt. Mit einer Postkarte, die sich im Anhang dieses Buches befindet, können Adressen von NFP-Berater/Innen oder Informationen über Kursangebote von der Arbeitsgruppe NFP angefordert werden.

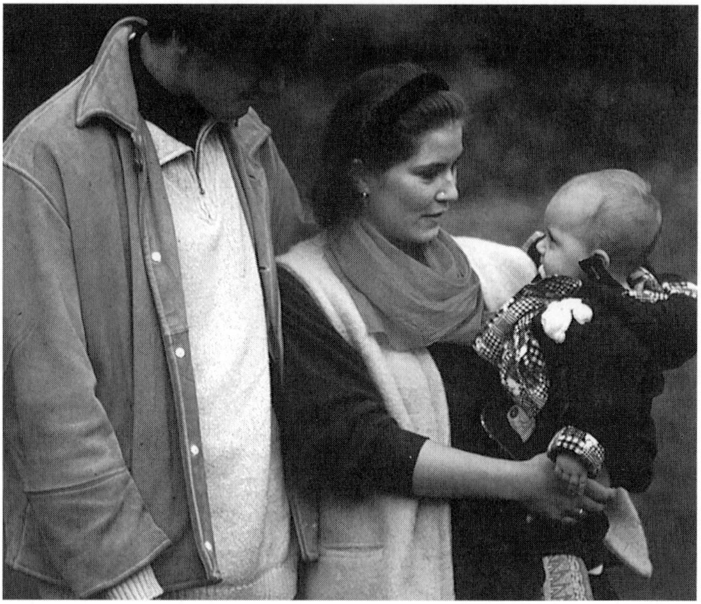

NFP bei Kinderwunsch

Frauen und Männer, die die Natürliche Familienplanung erlernen, erfahren etwas über ihre eigene Fruchtbarkeit. Dieses Wissen kann einerseits angewendet werden, um eine Schwangerschaft zu vermeiden, andererseits ermöglicht es auch Paaren mit Kinderwunsch, eine Schwangerschaft bewußt anzustreben.

Unerfüllter Kinderwunsch

Bei ca. 60% der Paare mit Kinderwunsch wird die Frau innerhalb der ersten 6 Monate schwanger. Bei etwa 40% der Paare aber dauert es länger als 6 Monate. Es hat nicht unbedingt etwas zu bedeuten, wenn »es nicht auf Anhieb klappt«.

Erst wenn der Kinderwunsch länger als ein Jahr unerfüllt bleibt, obwohl das Paar regelmäßig Verkehr hat, sollte ein Arzt aufgesucht werden. Die Ursachen können meist festgestellt und oft auch behoben werden.

Manche Frauen aber werden allein deshalb nicht schwanger, weil das Paar meist nur dann Verkehr hat, wenn eine Empfängnis unwahrscheinlich oder unmöglich ist. Für diese Paare kommt es darauf an, die besonders fruchtbaren Tage im Zyklus kennenzulernen.

Besonders fruchtbare Tage im Zyklus kennenlernen

Diese Tage können vor allem durch die **Zervixschleimbeobachtung** bestimmt werden. Die *Empfängiswahrscheinlichkeit* ist *am größten* an den *Tagen mit Zervixschleim der besten Qualität und an den Tagen unmittelbar danach bis einschließlich zum Tag der ersten höheren Messung.*

Auch durch die **Selbstuntersuchung des Gebärmutterhalses** kann das Paar die besonders fruchtbaren Tage ermitteln. Die Möglichkeit, schwanger zu werden, ist dann am größten, *wenn der Gebärmutterhals hochsteht, weit geöffnet und weich ist* (vgl. S. 85).

Wenn die Frau auch noch einen **Mittelschmerz** oder eine **Zwischenblutung** feststellen kann, ist dies für sie ein zusätzliches Zeichen für die hochfruchtbare Zeit (vgl. S. 92).

Feststellen einer Schwangerschaft

Hat eine Befruchtung stattgefunden, so geht der Gelbkörper im Eierstock nicht wie in einem normalen Zyklus nach 12–16 Tagen zugrunde, sondern bleibt für Monate erhalten und bildet weiterhin – nun in großen Mengen – Progesteron. Dieses Hormon sorgt dafür, daß die Gebärmutterschleimhaut nicht abgestoßen, sondern weiter mit Nährstoffen angereichert wird. Deshalb bleibt die Blutung aus und die Aufwachtemperatur in der Hochlage. Damit läßt sich anhand der Zyklusaufzeichnungen feststellen, ob eine Schwangerschaft eingetreten ist. Dauert die *Temperaturhochlage länger als 18 Tage* (vom Tag der ersten höheren Messung an gezählt) und ist bis dahin *keine Blutung* eingetreten, so ist mit größter Wahrscheinlichkeit eine Schwangerschaft eingetreten.

Berechnung des voraussichtlichen Geburtstermins

Wenn eine Temperaturkurve vorliegt, kann der voraussichtliche Geburtstermin genauer bestimmt werden, als dies anhand der letzten Menstruationsblutung möglich ist. Zwischen erster höherer Messung und errechnetem Geburtstermin liegen 266 Tage. Der Geburtstermin kann nach folgender Regel berechnet werden: Vom Datum der ersten höheren Messung zieht man 7 Tage ab. Von diesem Datum werden noch einmal 3 Monate abgezogen. Dann rechnet man ein Jahr hinzu und erhält den voraussichtlichen Geburtstermin.

In unserem Beispiel (Abb. 53) hat die Frau am 13. 7. 1995 ihre erste höhere Messung markiert. Den Geburtstermin errechnet sie nach der oben genannten Regel:

Datum der ersten höheren Messung	13. 7. 1995 – 7 Tage	– 7 Tage
	= 6. 7. 1995 – 3 Monate	= – 3 Monate
	6. 4. 1995 + 1 Jahr	= + 1 Jahr
Errechneter Geburtstermin	= 6. 4. 1996	

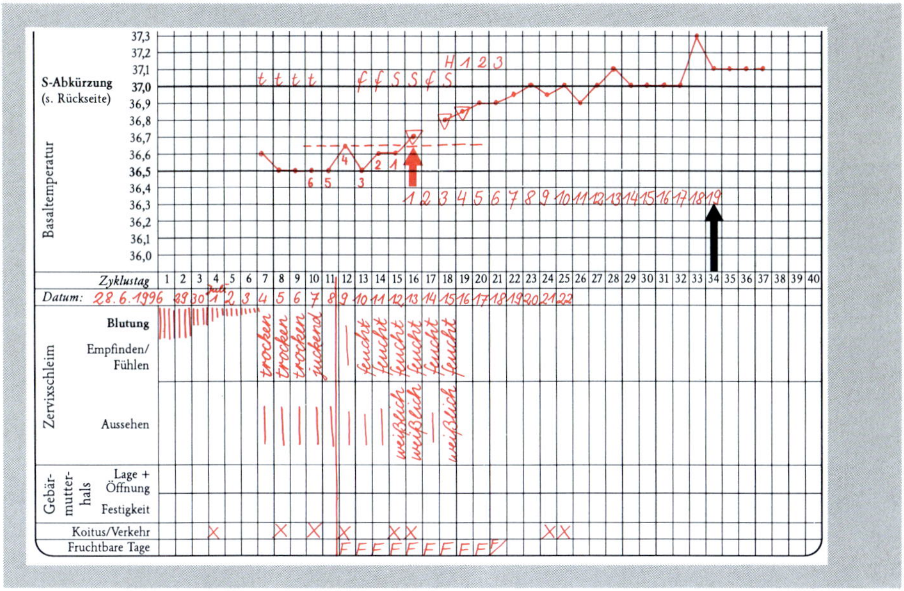

Abb. 53:
In diesem Zyklus ist eine Schwangerschaft eingetreten. Schwarzer Pfeil: 18 Tage Temperaturhochlage überschritten; roter Pfeil: Tag der 1. höheren Messung. Von da an sind es noch 266 Tage bis zum errechneten Geburtstermin.

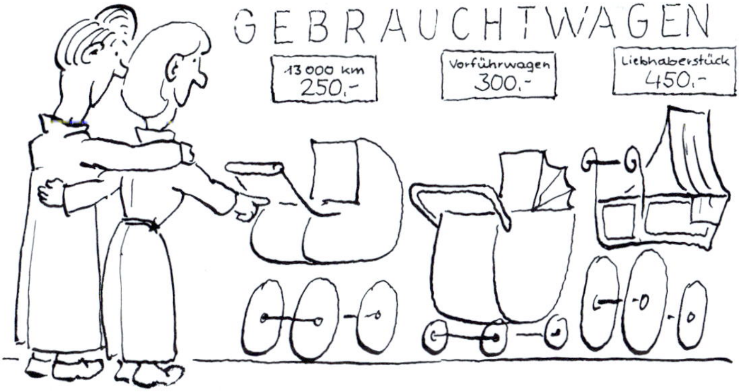

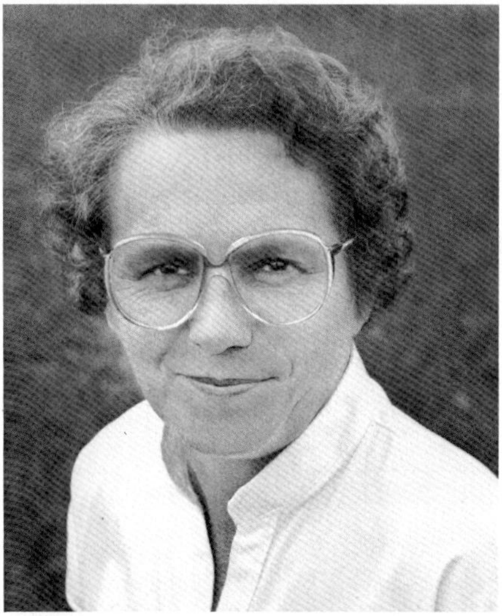
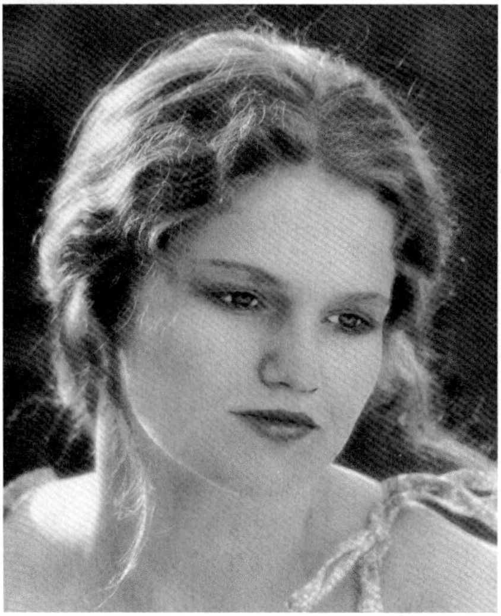
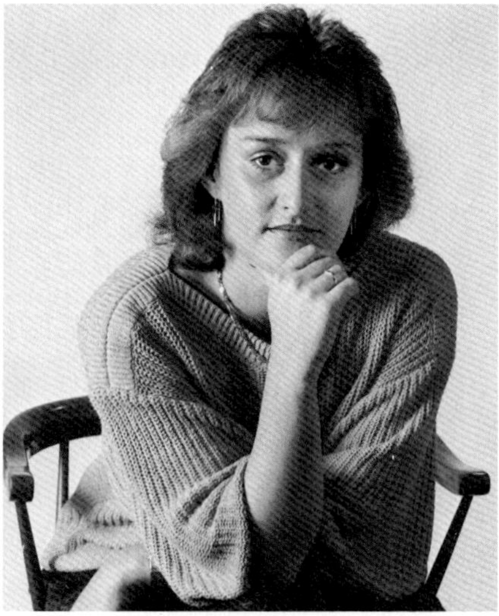
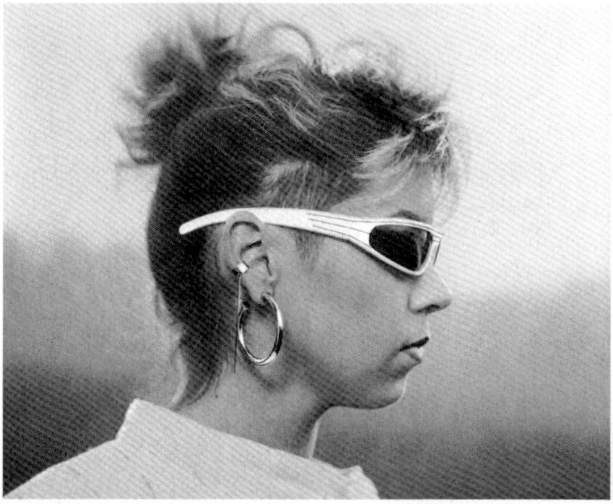
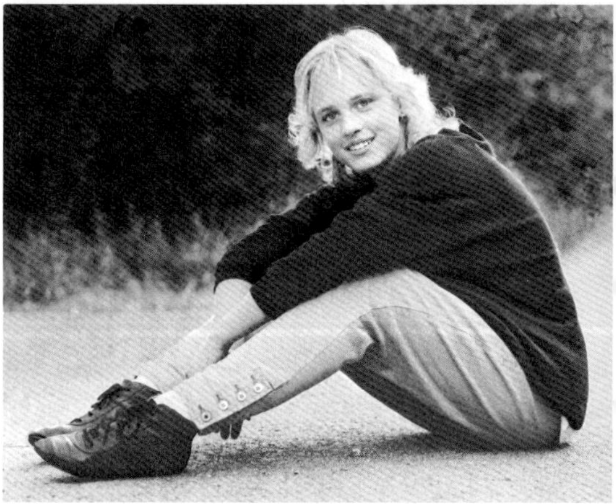

Zyklusformen im Leben einer Frau

Langer und kurzer Zyklus

Die weit verbreitete Vorstellung, daß ein normaler Zyklus 28 Tage dauern muß, trifft nicht zu. Etwa 90% aller Zyklen liegen zwischen 23 und 35 Tagen. Bei den meisten Frauen schwanken die Zykluslängen um einige Tage. Aufeinanderfolgende Zyklen, die stets die gleiche Länge haben, sind selten. Ein namhafter Zyklusforscher sagte einmal: »Das einzig Regelmäßige am Zyklus ist seine Unregelmäßigkeit.«

Für die Länge und Schwankungsbreite des Zyklus ist in erster Linie die erste Zyklusphase, also die Phase der Eibläschenreifung, verantwortlich. In langen Zyklen dauert sie normalerweise länger und der Eisprung findet später statt als in kurzen Zyklen (Abb. 54). So kann z. B. in einem 45-Tage dauernden Zyklus der Eisprung erst um den 30. Tag herum erfolgen. Bei Verkehr zu diesem späten Zeitpunkt könnte also trotzdem eine Schwangerschaft eintreten.

Bei jungen Mädchen ist in den Jahren nach der ersten Menstruationsblutung die Zykluslänge häufig sehr unregelmäßig, ebenso bei Frauen, die in die Wechseljahre kommen. Auch in der Stillzeit und nach Absetzten der Pille können die Zyklen unregelmäßig sein. Der Abstand zwischen den Blutungen kann dann von wenigen Tagen bis zu mehreren Monaten betragen.

Neben unterschiedlichen Zykluslängen kann jede Frau im Laufe ihres Lebens noch andere Besonderheiten in ihrem Zyklus beobachten.

Zyklus mit verkürzter Gelbkörperphase

Normalerweise hat die 2. Zyklusphase (Gelbkörperphase) eine Temperaturhochlage von 10–16 Tagen, d. h. von der ersten höheren Messung bis zur nächsten Blutung vergehen 10–16 Tage. Wenn diese Zeit *kürzer als 10 Tage* ist, sprechen wir von einer *verkürzten Gelbkörperphase.*

Solche Zyklen kommen gehäuft bei jungen Mädchen in den Jahren nach der ersten Menstruationsblutung vor. Es

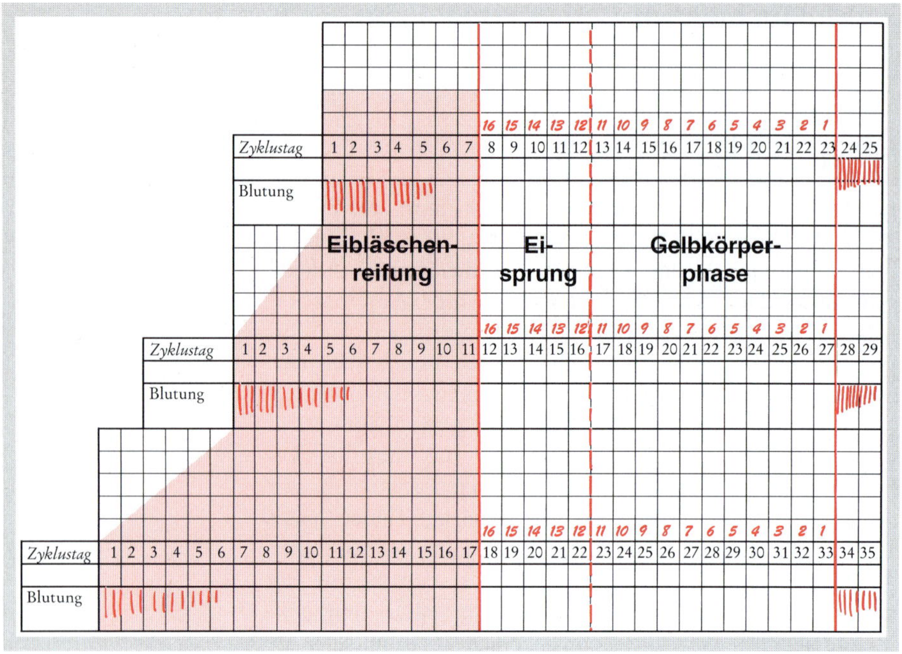

Abb. 54: In kurzen Zyklen findet der Eisprung früher statt als in langen Zyklen. Die Phase der Eibläschenreifung dauert unterschiedlich lange, die Gelbkörperphase ist relativ konstant

kann manchmal bis zum 25. Lebensjahr dauern, bis sie sich weitgehend normalisiert haben. Weiterhin sind verkürzte Gelbkörperphasen besonders in den Wechseljahren, nach Absetzen der Pille, nach einer Schwangerschaft und in der Stillzeit zu beobachten.

In derartigen Zyklen ist die Wahrscheinlichkeit, schwanger zu werden, stark herabgesetzt, weil die Dauer der Gelbkörperphase nicht lange genug ist, damit es zu einer Einnistung der befruchteten Eizelle in die Gebärmutterschleimhaut kommen kann.

Monophasischer Zyklus

Es gibt Zyklen, in denen bis zur nächsten Blutung *kein Eisprung* stattfindet und demzufolge auch *keine Temperaturhochlage* auftritt. Solche Zyklen nennt man monophasische Zyklen. Man findet sie bevorzugt in denselben Lebenssituationen wie die verkürzte Gelbkörperphase.

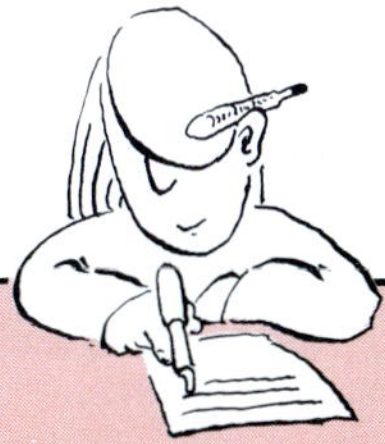

Mittwoch, 9. April (Denise)

»So genossen wie in diesem Jahr habe ich unseren Urlaub lange nicht mehr. Eine Zeitlang haben wir gebangt, daß der Eisprung in die letzte Ferienwoche fällt und uns kaum Gelegenheit bleibt, miteinander zu schlafen. Irgendwann haben wir uns aber gesagt, daß wir halt die Wartezeit mit 'Vorspiel' füllen wollen. Eine innigere Zweisamkeit haben wir selten erlebt. Fast schade, daß ich jetzt doch früher als erwartet meinen Eisprung habe. Thomas hat mir jedoch in die Hand versprochen, daß wir trotzdem weiter 'turteln' werden.«

Da man bei Blutungen ohne vorausgegangene Temperaturhochlage nie mit Sicherheit ausschließen kann, daß es sich nicht doch um eine Eisprungsblutung nach verlängerter Eireifungsphase handelt, dürfen *am Anfang des nächsten Zyklus keine unfruchtbaren Tage angenommen* werden. Die fruchtbare Zeit dauert so lange an, bis der nächste Temperaturanstieg in doppelter Kontrolle mit dem Schleimsymptom bestimmt werden kann.

Zyklusveränderungen in verschiedenen Lebensphasen

Die verschiedenen Zyklusformen stehen in engem Zusammenhang mit dem natürlichen Lebens- und Reifungsprozeß der Frau. Unterschiedliche Zykluslängen, Zyklen mit verkürzter Gelbkörperphase und monophasische Zyklen treten zwar gehäuft in den oben genannten Phasen hormoneller Umstellung auf, können jedoch auch zu jeder anderen Zeit bei gesunden, normal fruchtbaren Frauen gelegentlich vorkommen.

Andererseits brauchen Frauen, die solche Zyklen häufiger beobachten und Kinderwunsch haben, in der Regel länger, um schwanger zu werden. Sie sollten sich gegebenenfalls in ärztliche Behandlung begeben.

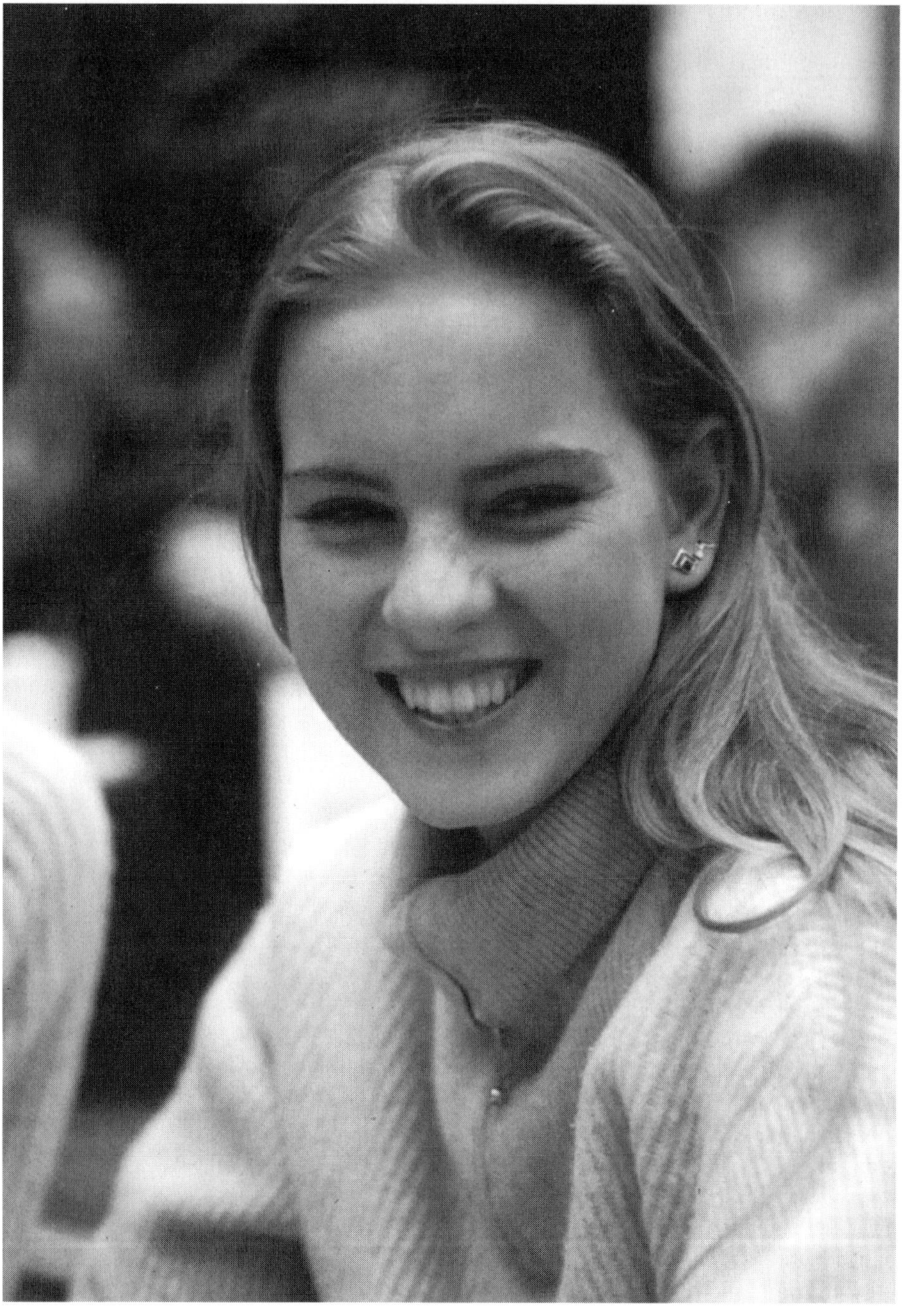

NFP nach Absetzen der Pille

Besonderheiten der Zyklussituation nach Absetzen der Pille

40% der Frauen, die eine NFP-Beratung aufsuchen, befinden sich in der Situation nach Absetzen der Pille.

Während der Pilleneinnahme findet im allgemeinen kein Eisprung statt. Wie lange es nach Absetzen der Pille dauert, bis die Eierstöcke ihre normale Tätigkeit wieder aufnehmen, kann man für die einzelne Frau nicht vorhersagen. In der Hälfte der Fälle treten sofort wieder normale Zyklen auf. Es können aber auch gehäuft Zyklen mit langen Eireifungsphasen und damit verspäteten Temperaturanstiegen auftreten. Ebenso werden vermehrt Zyklen mit Gelbkörperschwäche beobachtet, die sich in verkürzten Temperaturhochlagen widerspiegeln. Der Eisprung kann zunächst aber auch ganz ausbleiben (monophasischer Zyklus).

Häufig verlängerte Eireifungsphasen

In einzelnen Fällen kann es besonders lange dauern, bis sich die erste Temperaturhochlage ausbildet und die unfruchtbare Zeit nach dem Eisprung bestimmt werden kann. Diese Situation ist für Paare, die eine Schwangerschaft vermeiden wollen, ungewohnt und kann mitunter zu Spannungen in der Beziehung führen.

Auch das Schleimbild entwickelt sich nach Absetzen der Pille unter Umständen nicht wie gewöhnlich. Aufgrund der häufig noch gestörten Eireifung und der damit verbundenen Hormonschwankungen ist es für die erste Zeit typisch, daß entweder kein Zervixschleim zu beobachten ist oder lang anhaltende Schleimphasen auftreten. Auch wechselnde Phasen mit und ohne Zervixschleim sind für diese Situation normal. Diese Schwankungen machen es den Frauen manchmal schwer, ihr individuelles Schleimmuster zu deuten. Möglich ist ebenfalls, daß sich der Zervixschleim in den ersten Zyklen selbst um die Zeit des Eisprungs nicht so charakteristisch verändert wie das dann in späteren Zyklen der Fall ist.

Ein Zusammenhang zwischen der Häufigkeit und dem Schweregrad dieser Veränderungen einerseits und dem Pillenpräparat sowie der Einnahmedauer andererseits ist bisher nicht nachgewiesen.

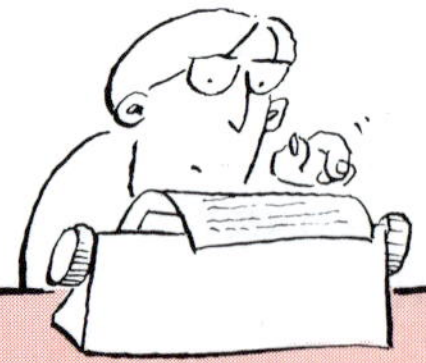

Montag, 12. Mai, 4. Kursabend (Thomas)

»Heute hatte ich ein langes Gespräch mit einem Paar, das erst im laufenden Kurs die Pille abgesetzt hat. Wirklich interessant. Beide machen auf mich eigentlich einen vollkommenen überzeugten Eindruck. Er hat mir allerdings erzählt, daß sie lange gebraucht haben, bis sie sich gemeinsam entschieden haben, die Methode zu wechseln. Sie haben sich einfach gesagt: 'Jetzt schauen wir uns diesen NFP-Kurs mal an, diskutieren mit den Leuten, ob man überhaupt mit so einem Gespenst wie Abstinenz leben kann und entscheiden uns dann.' Sie hat jetzt seit fast 5 Wochen die Pille abgesetzt, und nun warten die beiden auf den ersten Eisprung. Find ich toll, daß die zwei diese Wartezeit bewußt gemeinsam angehen. Ich glaube schon, daß so etwas wichtig ist, damit ihnen möglicherweise ihre sexuellen Probleme nicht über den Kopf wachsen. Gar nicht so einfach, umzusteigen von einer Methode, bei der man immer darf, auf eine mit streckenweiser Nulldiät.«

Methodenregeln nach Absetzen der Pille

Eine Schwangerschaft ist bereits im ersten Zyklus nach Absetzen der Pille möglich!

Im ersten Zyklus nach Absetzen der Pille gelten die **ersten 5 Zyklustage** (gezählt ab dem 1. Tag der Blutung) als **unfruchtbar** (s. Abb. 55). Danach muß bis zur Auswer-

Abb. 55:
1. Zyklus einer Frau unmittelbar nach Absetzen der Pille. Die ersten 5 Zyklustage sind unfruchtbar. Für die Auswertung der ersten Temperaturhochlage wird als Sonderregel eine zusätzliche höhere Messung benötigt. Die unfruchtbare Zeit nach dem Eisprung beginnt in doppelter Kontrolle mit dem Schleimsymptom am Abend des 26. Zyklustages.

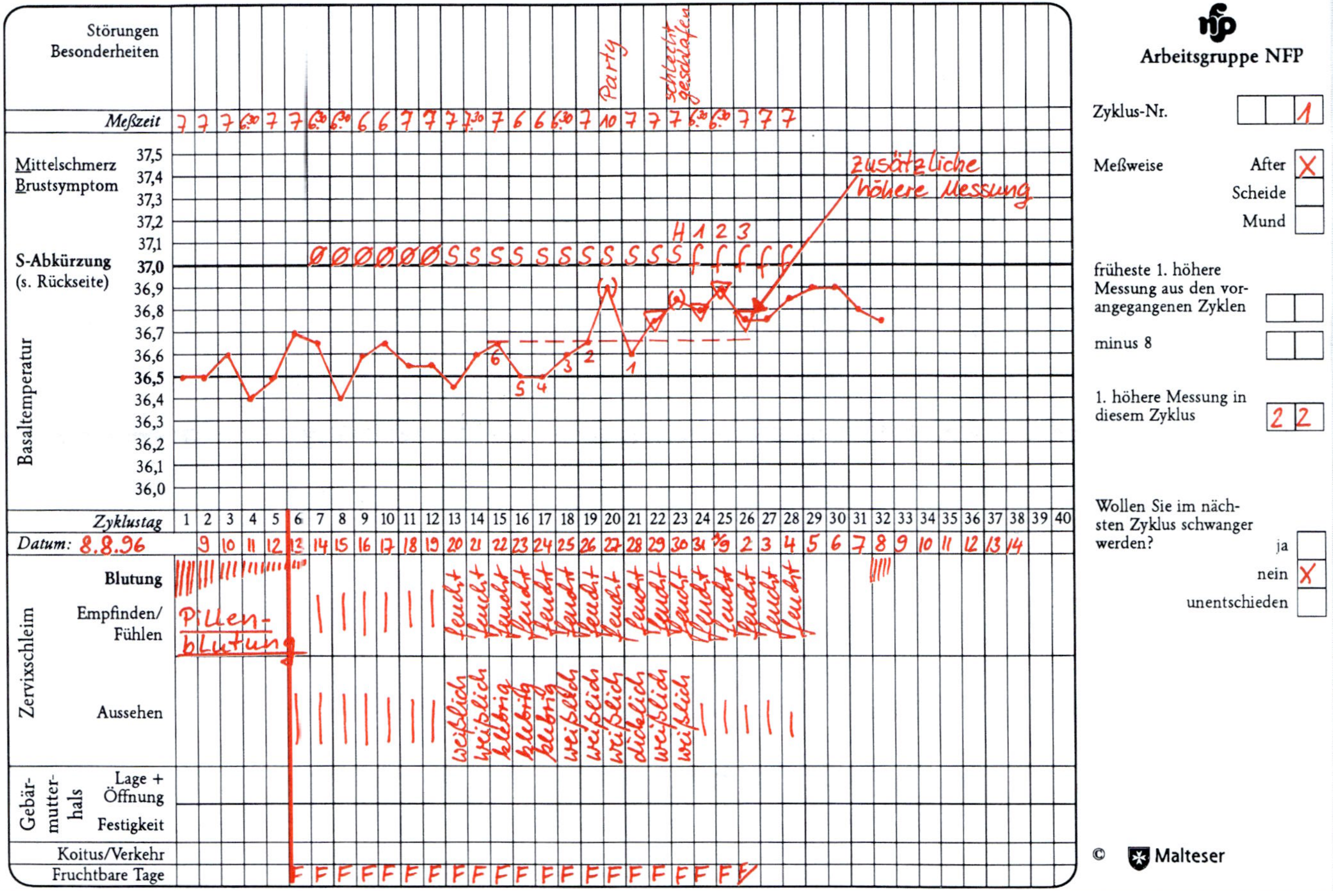
Arbeitsgruppe NFP
Störungen Besonderheiten
Party
schlecht geschlafen
Meßzeit
Mittelschmerz
Brustsymptom
S-Abkürzung (s. Rückseite)
Basaltemperatur
37,5
37,4
37,3
37,2
37,1
37,0
36,9
36,8
36,7
36,6
36,5
36,4
36,3
36,2
36,1
36,0
zusätzliche höhere Messung
H 1 2 3
Zyklustag
Datum: 8.8.96
Blutung
Zervixschleim
Empfinden/ Fühlen
Pillen-blutung
feucht
Aussehen
weißlich
klebrig
dicklich
Gebärmutterhals
Lage + Öffnung
Festigkeit
Koitus/Verkehr
Fruchtbare Tage
Zyklus-Nr. 1
Meßweise
After X
Scheide
Mund
früheste 1. höhere Messung aus den vorangegangenen Zyklen
minus 8
1. höhere Messung in diesem Zyklus 22
Wollen Sie im nächsten Zyklus schwanger werden?
ja
nein X
unentschieden
© Malteser

tung der ersten Temperaturhochlage in doppelter Kontrolle Fruchtbarkeit angenommen werden.

Für die unfruchtbare Zeit am Zyklusanfang gelten die Regeln für die NFP-Anfängerin (5-Tage-Regel, kontrolliert durch die Minus-8-Regel, s. S. 78). Auf Vorerfahrungen aus der Zeit vor der Pilleneinnahme kann nicht zurückgegriffen werden.

Für die **Auswertung der ersten Temperaturhochlage** wird als **Sonderregel** eine **zusätzliche höhere Messung** benötigt. Die Temperatur wird zunächst nach den üblichen Regeln ausgewertet (vgl. S. 63). Darüberhinaus wird am folgenden Tag eine weitere höhere Messung abgewartet, die über den 6 niedrigen Werten liegen, aber keine 2/10 °C höher sein muß (s. Abb. 55).

Die unfruchtbare Zeit beginnt am Abend dieses Tages in doppelter Kontrolle mit dem Schleimsymptom.

Für alle weiteren Zyklen gelten dann die bekannten sympto-thermalen Regeln.

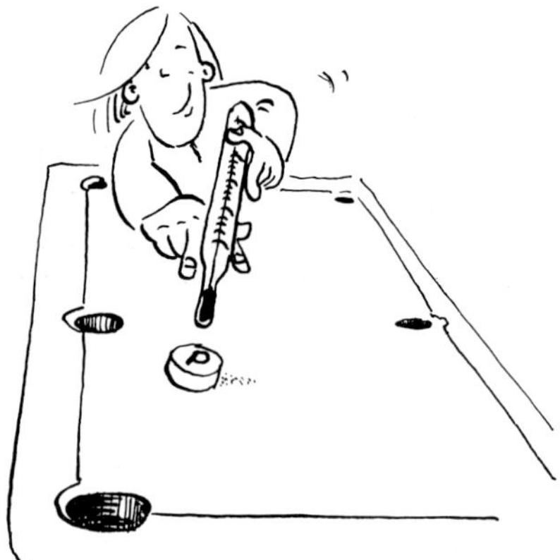

NFP in der Stillzeit

Vorteile des Stillens

Das Stillen ist eine der ältesten natürlichen Methoden der Empfängnisregelung und bestimmt heute noch in vielen Kulturkreisen den Geburtenabstand. Darüber hinaus bietet es für Mutter und Kind eine Reihe von Vorteilen. Abgesehen von der Bedeutung für die Mutter-Kind-Beziehung fördert es bei der Mutter die Rückbildung der Gebärmutter nach der Geburt und beugt somit starkem Blutverlust und Infektionen vor. Für das Kind ist die Muttermilch die beste Ernährung. Sie ist genau auf die Bedürfnisse des Säuglings abgestimmt und enthält Abwehrstoffe, die das Kind vor Erkrankungen schützen. Im Gegensatz zu anderen Nahrungsmitteln ist die Muttermilch frei von jenen Eiweißbausteinen, die beim Kind Allergien auslösen können.

Fruchtbarkeit nach der Geburt und in der Stillzeit

Der Zeitpunkt der Wiederkehr der Fruchtbarkeit nach der Geburt eines Kindes ist von Frau zu Frau sehr unterschiedlich und hängt vor allem davon ab, ob und wie häufig bzw. intensiv sie ihr Kind stillt. Dabei spielen komplexe hormonelle Vorgänge, an denen das Milchbildungshormon, das sogenannte Prolaktin, entscheidend beteiligt ist, eine zentrale Rolle. Man nimmt heute an, daß erhöhte Prolaktinspiegel den Eisprung unterdrücken.

Milchbildungshormon Prolaktin

Prolaktin wird schon während der Schwangerschaft in erhöhtem Maße gebildet und sinkt nach der Entbindung wieder ab. Stillt eine Frau nicht oder nur kurz nach der Entbindung, sinkt der Prolaktinspiegel rasch ab und die Frau kann bereits ab der 4. Woche nach der Entbindung mit der Rückkehr der Fruchtbarkeit, das heißt mit einem Eisprung, rechnen.

Stillt die Frau voll, bleibt die Prolaktinkonzentration zunächst noch deutlich erhöht und nimmt erst allmählich über Wochen, teilweise auch über Monate, ab. Dabei gilt: Je häufiger das Kind angelegt wird, umso langsamer sinkt

Häufiger Saugreiz ist wichtig

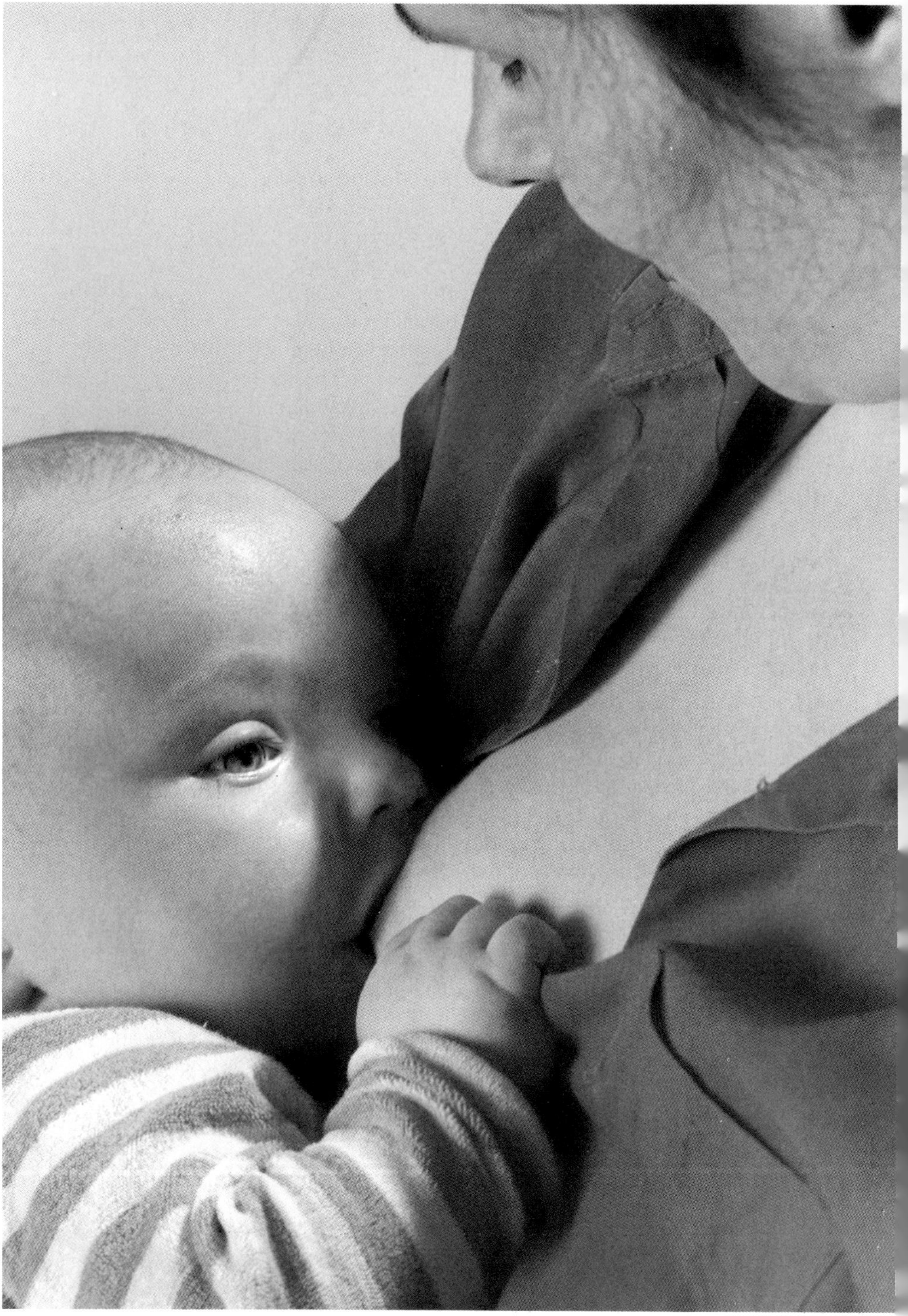

während der ersten Wochen der Prolaktinspiegel und umso länger besteht die natürliche Unfruchtbarkeit nach der Geburt.

Vollstillen bedeutet, daß das Kind *ganz nach Bedarf*, d.h. gegebenenfalls *auch nachts* gestillt wird und daß es *ausschließlich durch Stillen ernährt* wird.

Gelegentliche Flüssigkeitsgaben und auch gelegentliches Probieren von fester Nahrung sind dabei ohne Bedeutung, sofern keine Stillmahlzeit dadurch ersetzt wird. Mit einer Rückkehr der Fruchtbarkeit muß immer dann besonders gerechnet werden, wenn das Stillen zurückgeht, andere Nahrung die Stillmahlzeiten ersetzt, das Kind durchzuschlafen beginnt oder abgestillt wird.

Bei **vollem Stillen** ist die Wahrscheinlichkeit, schwanger zu werden, **in den ersten 10 Wochen** nach der Geburt **äußerst gering** (unter 1%).

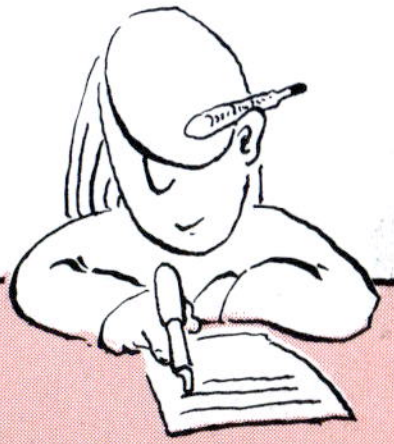

Mittwoch, 15. Oktober (Denise)

»Heute nachmittag war Marlene mit ihrem kleinen Sohn bei mir. Sie stillt den kleinen Dominik noch und machte auf mich einen etwas erschöpften Eindruck.«

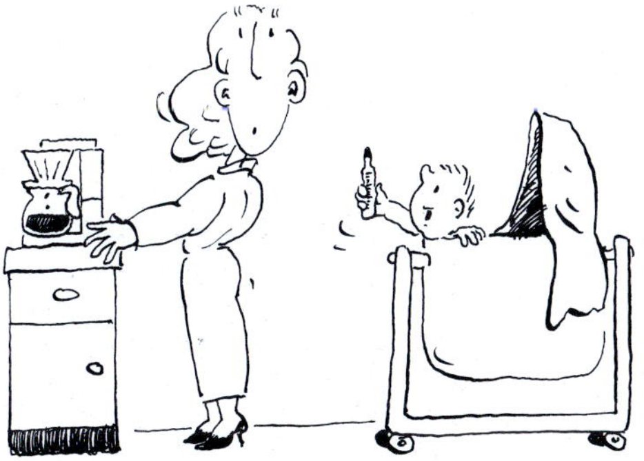

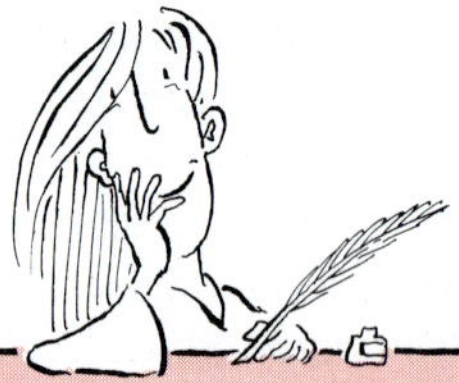

Mittwoch, 15. Oktober (Marlene)

»Was bin ich froh, daß ich heute nachmittag bei Denise war. Sie hat sich so lieb mit Dominik beschäftigt und ich konnte mal ein paar Stunden ausspannen. Diese kleinen Menschen können manchmal ganz schön anstrengend sein.
Am meisten bedrückt mich im Moment allerdings die Frage der Empfängnisregelung. In den ersten 4 Monaten nach der Geburt war das kein Problem. Ich empfand ständig eine ausgeprägte Trockenheit, die nur selten von 1 oder 2 Tagen mit Schleim unterbrochen wurde. Seit etwa 6 Wochen aber spielt der Schleim total verrückt. Kein trockener Tag, ständig wechselnde Schleimbilder. Zum wahnsinnig werden. Diese Zeit entwickelt sich zu einer echten Durststrecke. Einziger Trost: Es wird in jedem Fall wieder besser werden. Gut, daß mein Mann so viel Liebe aufbringt und mich nicht bedrängt abzustillen oder anders zu verhüten. Ich glaube, den Druck könnte ich nicht ertragen.«

Beobachtung der Körperzeichen in der Stillzeit

Die Temperatur

Nach der Entbindung nimmt die Basaltemperatur meist einen eher etwas unruhigen bzw. wellenförmigen Verlauf, der sich dann aber vor der ersten Temperaturhochlage beruhigt. Manche Frauen glauben, daß die Temperatur deswegen so unruhig verläuft, weil sie nachts häufiger stillen oder aufstehen, weil das Kind versorgt werden muß. Doch dem ist in aller Regel nicht so. Egal, wie häufig die Mutter nachts durch das Kind gestört wird, wenn der erste Eisprung ansteht, kommt es erfahrungsgemäß zu einer Beruhigung der Temperatur in der Tieflage und zu einem gut erkennbaren und auswertbaren Temperaturanstieg.

Eine Frau, die nicht oder nur teilweise stillt, sollte **ab der 4. Woche** nach der Entbindung **mit dem Temperaturmessen beginnen.**

Eine Frau, die vollstillt, muß dagegen nicht so früh mit dem Messen anfangen, denn, wie bereits ausgeführt, ist nicht damit zu rechnen, daß bereits in diesen frühen Wochen ein Eisprung stattfinden wird. Die vollstillende Frau sollte jedoch spätestens **ab der 10. Woche mit dem Temperaturmessen beginnen.**

Manche Frauen, bei denen es mehrere Monate dauert, bis der erste Eisprung wieder auftritt, können sich nicht so recht entschließen, über diesen langen Zeitraum regelmäßig die Morgentemperatur zu messen. Ihnen wird empfohlen, zumindest immer dann zum Thermometer zu greifen, wenn sie Zervixschleim beobachten und an den Tagen danach.

Der Zervixschleim

Mit der Zervixschleimbeobachtung und gegebenenfalls auch mit der Untersuchung des Gebärmutterhalses fängt die Frau an, **sobald der Wochenfluß zum Erliegen gekommen ist.** Bei den meisten Frauen ist das etwa in der 6. oder 7. Woche der Fall. Bereits jetzt mit der Zervixschleimbeobachtung zu beginnen, bringt für die vollstillende Frau den Vorteil, daß sie sich in dieser Zeit in aller Ruhe mit ihrem Zervixschleimmuster vertraut machen kann, ohne bereits auf die Auswertung der fruchtbaren und unfruchtbaren Tage achten zu müssen.

Etwa 40% der Frauen erleben, nachdem der Wochenfluß aufgehört hat, eine unterschiedlich lange Phase, in der sie sich ausgesprochen trocken fühlen oder nichts empfinden und keinerlei Zervixschleim beobachten können.

Eine kleinere Gruppe von Frauen, etwa 7%, beobachten nach Erliegen des Wochenflusses ein über Wochen unverändertes Schleimmuster: Einige wenige fühlen sich ständig feucht, die meisten anderen sehen über längere Zeit hinweg täglich dicklichen, weißlichen Zervixschleim. Allen gemeinsam ist, daß dieses Zervixschleimmuster über mindestens 3 Wochen kontinuierlich und unverändert auftritt.

In diesem Fall ist die Beobachtung von feucht bzw. weißlichem oder dicklichem Schleim kein Hinweis auf die beginnende Fruchtbarkeit, sondern, genauso wie die Beobachtung von trocken oder nichts, ein sogenanntes Grundmuster der Unfruchtbarkeit.

Für viele andere – auch erfahrene NFP-Anwenderinnen – hält die Beobachtung des Zervixschleims nach der Geburt eines Kindes durchaus Überraschungen bereit. Denn mitunter beobachten sie von Anfang an wechselnde, unterschiedlich lange und auch qualitativ unterschiedliche Schleimphasen. Dies ist auch einer der Gründe, warum manche Frauen sich in der Zervixschleimbeobachtung gelegentlich unsicher fühlen. Dieses wechselnde Schleimmuster ist vor allem typisch für die spätere Phase, nämlich für den Übergang vom Voll- zum Teilstillen. Dann treten häufig zunehmend längere Schleimphasen auf, die nur kurz von Tagen ohne Zervixschleim unterbrochen werden.

Erster Eisprung noch vor der ersten Blutung

Grundsätzlich ist es wichtig zu wissen, daß, je länger die Entbindung zurückliegt, die Wahrscheinlichkeit steigt, daß der erste Eisprung noch vor der ersten Blutung stattfinden und somit eine Schwangerschaft noch vor der ersten Blutung eintreten kann. Deshalb sollte die Frau dem Schleimsymptom zunehmend mehr Aufmerksamkeit schenken, je länger der Entbindungstermin zurückliegt.

Erfahrungsgemäß kündigt sich die erste Temperaturhochlage und damit der erste Eisprung nach der Geburt durch deutliche Veränderungen im Zervixschleimmuster an.

Blutungen

Nicht selten kommt es vor, daß bereits in den ersten Wochen nach der Entbindung eine Blutung ohne vorausgegangene Temperaturhochlage auftritt.

Dabei handelt es sich meistens um Blutungen, die – vor allem bei der vollstillenden Frau – noch im Zusammenhang mit dem Wochenfluß stehen.

Wenn nicht oder nur teilgestillt wird, kann jedoch nicht ausgeschlossen werden, daß es sich auch um eine Ovulationsblutung handelt. Später können immer einmal wieder Blutungen ohne vorausgegangene Temperaturhochlage auftreten. Um eine *echte Menstruationsblutung* handelt es sich jedoch *nur* dann, *wenn* eine *Hochlage vorausgegangen* ist.

Eintragungen ins Stillzyklusblatt

Der erste Zyklus nach der Entbindung dauert vom Tag der Entbindung bis zum Tag vor jener Menstruationsblutung, der eine Temperaturhochlage vorausgegangen ist.

Für diese Zeit gibt es ein besonderes Zyklusblatt, das sog. Stillzyklusblatt. Der Entbindungstag gilt als erster Zyklustag. Die Tage nach der Geburt werden durchnumeriert. Der Wochenfluß wird mit einem »W« in der entsprechenden Zeile im Zyklusblatt vermerkt, die Blutungen werden durch Striche oder Punkte gekennzeichnet. Alle Temperaturwerte sowie Störungen und Besonderheiten werden wie üblich vermerkt. Die Zervixschleimbeobachtungen und gegebenenfalls die Gebärmutterhalsveränderungen werden wie gewohnt eingetragen. Falls ein Grundmuster der Unfruchtbarkeit vorliegt, wird dieses Tag für Tag in seiner unveränderten Form dokumentiert, um sicher zu gehen, daß mögliche Veränderungen nicht übersehen werden. Zusätzlich können Angaben darüber gemacht werden, wie häufig und ob nachts gestillt wird und ob zugefüttert wird.

Ein Stillzyklusblatt findet sich im Arbeitsheft: Natürlich und Sicher. Auch NFP-Berater/innen haben es vorrätig. Außerdem können Stillzyklusblätter unter Einsendung eines frankierten Briefumschlags angefordert werden bei: Malteser Arbeitsgruppe NFP, Kalker Hauptstr. 22, 51103 Köln.

Bestimmung der fruchtbaren und unfruchtbaren Zeit nach der Entbindung

Für die nicht- oder teilstillende Frau gilt:

Da bereits ab der 4.Woche nach der Entbindung wieder ein Eisprung auftreten kann, werden die fruchtbaren und unfruchtbaren Tage von Anfang an mit der Zervixschleimbeobachtung, gegebenenfalls zusätzlich mit dem Gebärmutterhals bestimmt.

Für die vollstillende Frau gilt:

Wird nach der oben angeführten Definition voll gestillt, so können die ersten 10 Wochen nach der Entbindung als unfruchtbar angenommen werden (Schwangerschaftswahrscheinlichkeit unter 1%). Es gibt eine Ausnahme: Wenn nach der 8. Woche (nach dem 56. Zyklustag) eine Blutung auftritt, muß Fruchtbarkeit angenommen werden. Siehe S. 125.

Ab der 11. Woche bis zu jenem Zeitpunkt, an dem zum ersten Mal eine Temperaturhochlage festgestellt und damit die unfruchtbare Zeit nach dem Eisprung in doppelter Kontrolle bestimmt werden kann, werden die fruchtbaren und unfruchtbaren Tage nur mit Hilfe der Zervixschleimbeobachtung, gegebenenfalls zusätzlich mit dem Gebärmutterhals bestimmt. Dies ist bei genauer Körperbeobachtung und konsequenter Einhaltung der Regeln für die Sicherheit völlig ausreichend, zumal die Fruchtbarkeit in der Stillzeit herabgesetzt ist.

Auswertung des Zervixschleims

Grundregel:

Solange eine Frau trocken oder nichts empfindet und keinen Schleim beobachtet, ist sie unfruchtbar.

Verkehr sollte immer erst abends stattfinden, wenn über den ganzen Tag trocken oder nichts beobachtet wurde. Findet am Abend eines trockenen Tages Verkehr statt, so sollte am folgenden Tag die austretende Samenflüssigkeit nicht mit Zervixschleim verwechselt werden. Umgekehrt muß

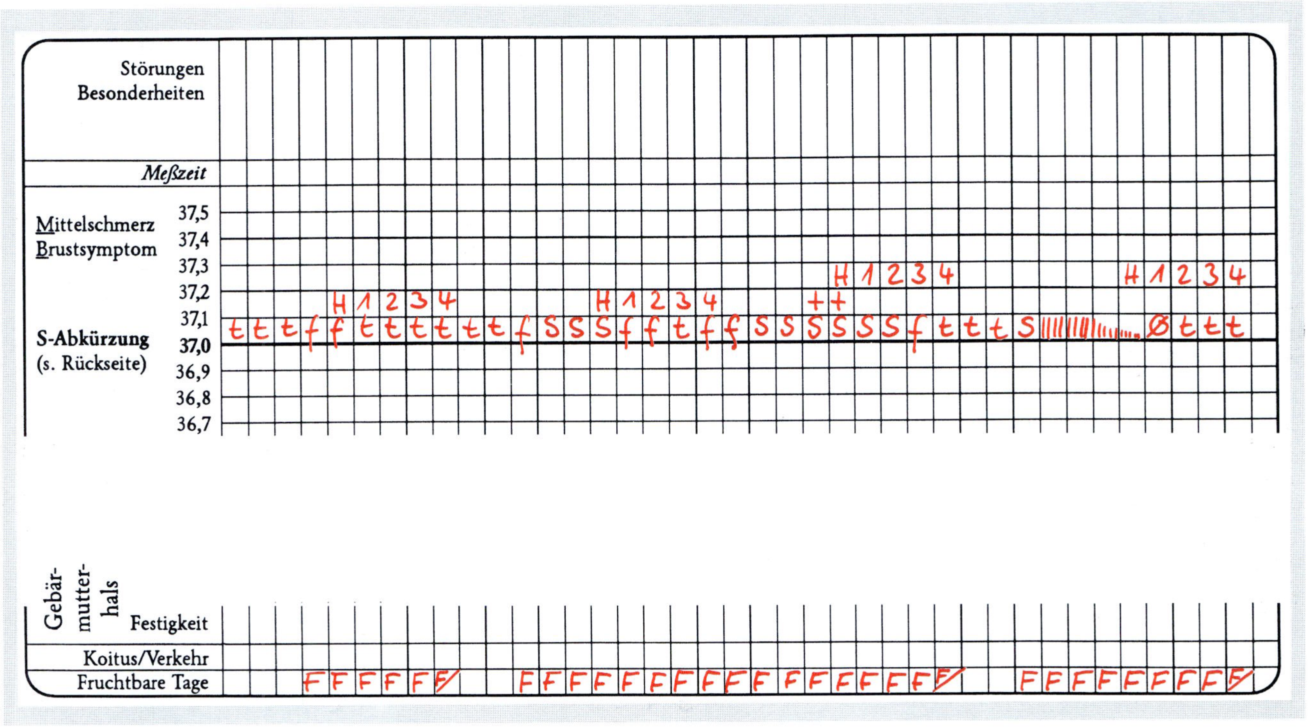

Abb. 56:
Bestimmung der fruchtbaren und unfruchtbaren Tage nach den Schleimregeln, solange keine Temperaturhochlage festgestellt werden kann

berücksichtigt werden, daß diese Flüssigkeit möglichen Schleim verdeckt. Deshalb ist es notwendig, mehrmals täglich – vor allem nachmittags – auf möglichen Schleim zu achten. Verkehr darf am Abend dieses Tages nur dann stattfinden, wenn seit dem Nachmittag sicher Trockenheit oder nichts beobachtet wurde.

Sobald Feuchtigkeit empfunden oder Zervixschleim gesehen wird, muß ab sofort Fruchtbarkeit angenommen werden. Die Unfruchtbarkeit beginnt am Abend des 4. Tages nach dem Höhepunkt des Schleimsymptoms, wenn an diesem Tag trocken oder nichts empfunden und kein Schleim gesehen wurde.

Auch hier gilt als Höhepunkt des Schleimsymptoms der letzte Tag vor dem Umschwung. Im Gegensatz zu den üblichen sympto-thermalen Regeln werden hier nach dem Höhepunkt 4 Tage abgewartet. Darüber hinaus genügt es

1-2-3-4

nicht, daß die Schleimqualität dieser 4 Tage geringer ist als am Höhepunkt, sondern es ist notwendig, daß am 4. Tag kein Zervixschleim beobachtet wird. Nur unter dieser Voraussetzung gilt der Abend des 4. Tag als unfruchtbar, bis zum Beginn des nächsten Schleimsymptoms (Abb. 56). Wird am 4. Tag allerdings wieder Schleim beobachtet, muß ein neuer Schleimhöhepunkt bestimmt werden (Abb. 56).

Sonderregel zum Zervixschleim: Grundmuster der Unfruchtbarkeit

Wenn eine Frau nach Erliegen des Wochenflusses nie trocken oder nichts beobachtet, sondern entweder ständig feucht empfindet oder dauernd zähen, dicklichen, weißlichen oder klebrigen Zervixschleim beobachtet und dieses Schleimmuster unverändert über drei Wochen bestehen bleibt, kann sie annehmen, daß bei ihr ein Grundmuster der Unfruchtbarkeit vorliegt und Unfruchtbarkeit besteht.

Diese notwendigen drei Wochen Basisbeobachtung fallen bei der vollstillenden Frau meist noch in die ersten 10 Wochen nach der Entbindung, in denen sie sowieso von Unfruchtbarkeit ausgehen kann. Wenn sie dann ab der 11. Woche die Zervixschleimregeln anwendet, kann sie bereits auf diese Erfahrung zurückgreifen und gegebenenfalls direkt weiter Unfruchtbarkeit annehmen.

Die nicht- oder teilstillende Frau muß in diesen drei Wochen Basisbeobachtung zunächst Fruchtbarkeit annehmen, da sie nach Erliegen des Wochenflusses die fruchtbare Zeit sofort mit Hilfe der Zervixschleimregeln bestimmen muß.

Jede Veränderung des Schleimmusters hin zu einer höheren Qualität wird als Beginn der fruchtbaren Zeit gewertet.

Auch hier gilt als Höhepunkt der Tag vor dem Umschwung. Wenn spätestens am 4. Tag das Grundmuster zurückgekehrt ist, kann ab dem Abend des 4. Tages wieder Unfruchtbarkeit angenommen werden.

Sollte eine Frau, die »feucht« als Grundmuster der Unfruchtbarkeit annimmt, dazwischen einmal nichts oder trocken beobachten, gilt für sie ab sofort nicht mehr dieses Grundmuster. Von nun an wertet sie nach der üblichen Grundregel (siehe oben) aus.

Ebenso gilt für eine Frau, deren Grundmuster der Unfruchtbarkeit dicklicher, weißlicher Schleim ist, dieses Grundmuster nicht mehr, sobald sie nur feucht beobachtet und keinen Zervixschleim sieht bzw. nichts oder trocken empfindet.

Von nun an muß sie von einem wechselnden Schleimmuster ausgehen und nach der üblichen Grundregel (siehe oben) auswerten.

Blutungen

Für die nicht- oder teilstillende Frau gilt:

Blutungen, denen keine Temperaturhochlage vorausgegangen ist, müssen als fruchtbar angesehen werden.

Für die vollstillende Frau gilt:

Blutungen in den ersten 8 Wochen nach der Entbindung stehen bei der vollstillenden Frau in der Regel im Zusammenhang mit dem Wochenfluß und können bei der Auswertung vernachlässigt werden.

Treten Blutungen nach der achten Woche auf, so muß ab sofort Fruchtbarkeit angenommen werden. Wie bereits dargestellt, ist nicht auszuschließen, daß es sich um eine sogenannte Ovulationsblutung handelt und somit eine hochfruchtbare Zeit vorliegt. Erst ab dem Abend des 4. Tages nach Ende der Blutung ist wieder Verkehr möglich unter der Voraussetzung, daß an diesem Tag trocken oder nichts empfunden und kein Schleim beobachtet wird.

Auswertung des Gebärmutterhalses

Für Frauen, die den Gebärmutterhals untersuchen, beginnt die fruchtbare Zeit, sobald der Gebärmutterhals sich verändert. Sie endet am Abend des 4. Tages mit geschlossenem und hartem Gebärmutterhals. Diese Regel sollte nur zusammen mit dem Schleimsymptom angewandt werden.

Auswertung der 1. Temperaturhochlage und Beginn der unfruchtbaren Zeit in doppelter Kontrolle

Für die Auswertung der 1. Temperaturhochlage nach der Geburt wird als Sonderregel eine zusätzliche höhere Messung benötigt (Abb. 57).

Die Temperatur wird zunächst nach den üblichen Regeln ausgewertet (vgl. S. 63). Dann wird am folgenden Tag eine weitere höhere Messung abgewartet, die allerdings keine zwei Zehntel Grad höher sein muß. Der Beginn der unfruchtbaren Zeit wird dann in doppelter Kontrolle mit dem Schleimsymptom bestimmt. Die unfruchtbare Zeit beginnt am Abend dieses Tages oder am Abend des **3.Tages** nach dem Höhepunkt des Schleimsymptoms, je nachdem, welches von beiden später kommt (Abb. 57).

Nach der 1. Temperaturhochlage gelten wieder die bekannten sympto-thermalen Regeln, auch wenn die Frau weiterhin stillt.

Abb. 57:
Stillzyklusbeispiel: Der Ausschnitt dieses Stillzyklus beginnt am 134. Tag nach der Entbindung. Die Frau stillt noch 3–5 mal pro Tag, füttert aber bereits zu. Sie bestimmt zunächst die fruchtbaren und unfruchtbaren Tage nach den Schleimregeln. Das Schleimsymptom mit den langen S-Phasen und immer häufiger wiederkehrenden Ṡ-Phasen ist ein deutliches Zeichen der zurückkehrenden Fruchtbarkeit. Am 165. Tag nach der Entbindung ist die erste höhere Messung. Für die Auswertung der ersten Temperaturhochlage nach der Geburt wird eine zusätzliche höhere Messung benötigt. Die unfruchtbare Zeit nach dem Eisprung beginnt, in doppelter Kontrolle mit dem Schleimsymptom, am Abend des 169. Zyklustages

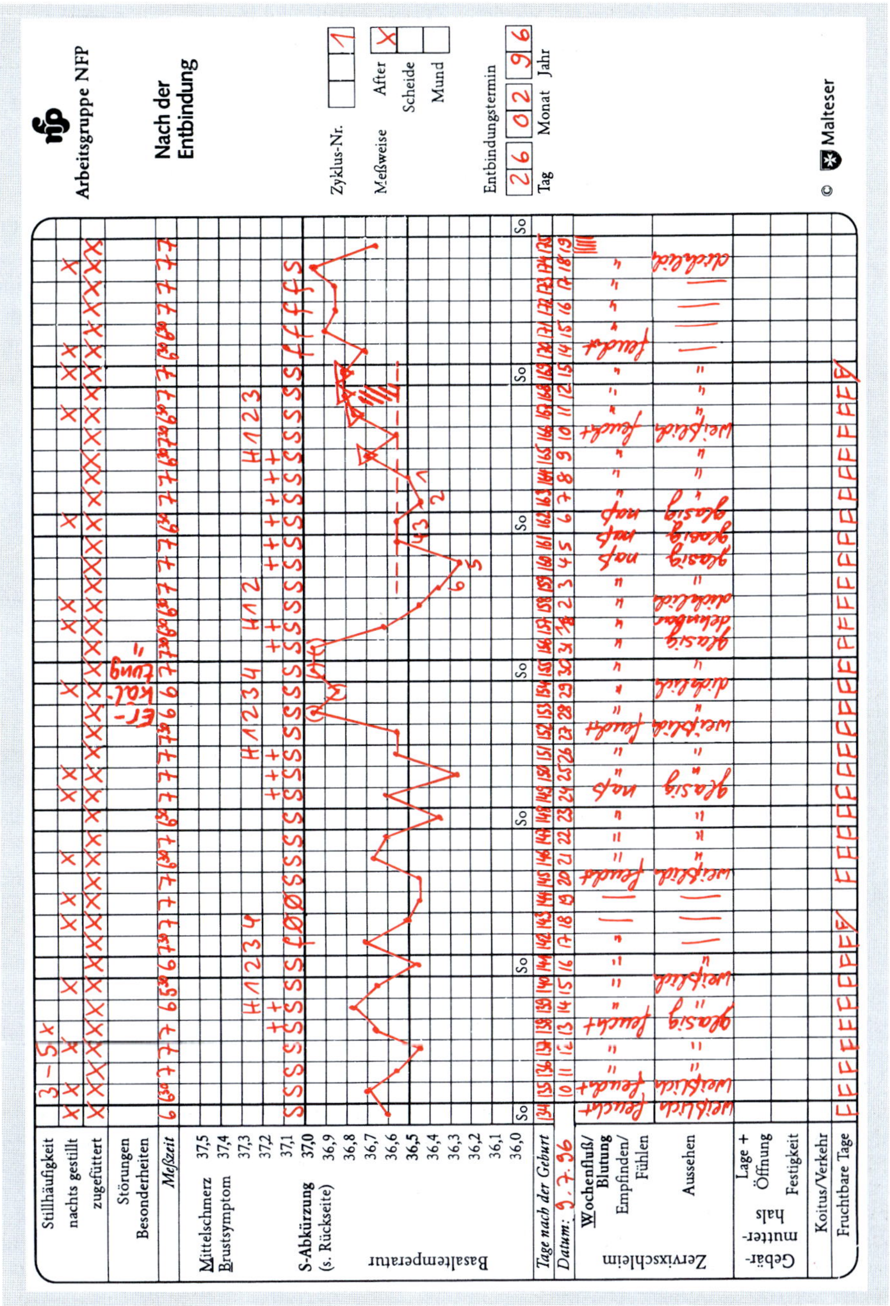
Arbeitsgruppe NFP
Nach der Entbindung
Zyklus-Nr.
Meßweise
After
Scheide
Mund
Entbindungstermin
Tag
Monat
Jahr
© Malteser
Stillhäufigkeit
nachts gestillt
zugefüttert
Störungen Besonderheiten
Meßzeit
Mittelschmerz
Brustsymptom
S-Abkürzung
(s. Rückseite)
Basaltemperatur
37,5
37,4
37,3
37,2
37,1
37,0
36,9
36,8
36,7
36,6
36,5
36,4
36,3
36,2
36,1
36,0
So
Tage nach der Geburt
Datum:
Wochenfluß/ Blutung
Empfinden/ Fühlen
Aussehen
Zervixschleim
Gebärmutterhals
Lage + Öffnung
Festigkeit
Koitus/Verkehr
Fruchtbare Tage

Der nächste Zyklus wird wieder auf einem normalen Zyklusblatt aufgezeichnet.

Beachte:
Gelegentlich beobachten Frauen in der Stillzeit auswertbare Temperaturhochlagen, auf die jedoch keine Blutung folgt. Deshalb sollte im ersten Zyklus nach der Geburt trotz abgeschlossener Auswertung in doppelter Kontrolle weiterhin Tag für Tag die Temperatur bis zum Eintreten der Blutung gemessen werden. Sollte die Temperatur vorher wieder auf das Tieflagenniveau absinken, ohne daß eine Blutung einsetzt, muß sofort wieder Fruchtbarkeit angenommen und der Temperaturanstieg neu bestimmt werden.

Beratung ist wichtig

Für manche Paare kann es im Laufe der Stillzeit trotz guter Kenntnisse der Natürlichen Familienplanung schwierig werden, diese Methode anzuwenden. Dann nämlich, wenn die Frau zunehmend längere Schleimphasen beobachtet, die nur von wenigen Tagen Trockenheit unterbrochen werden, so daß manchmal über Wochen methodisch Fruchtbarkeit angenommen werden muß und Verkehr, soll eine Schwangerschaft vermieden werden, nicht möglich ist.

Da nicht vorausgesagt werden kann, mit welchem Schleimmuster bzw. mit welchen Beobachtungsproblemen die einzelne Frau zu rechnen hat, sollte sie zunächst einmal mit ihren Beobachtungen beginnen. Bei schwer zu interpretierenden Aufzeichnungen können oft NFP-Berater und -Beraterinnen in Einzelgesprächen weiterhelfen.

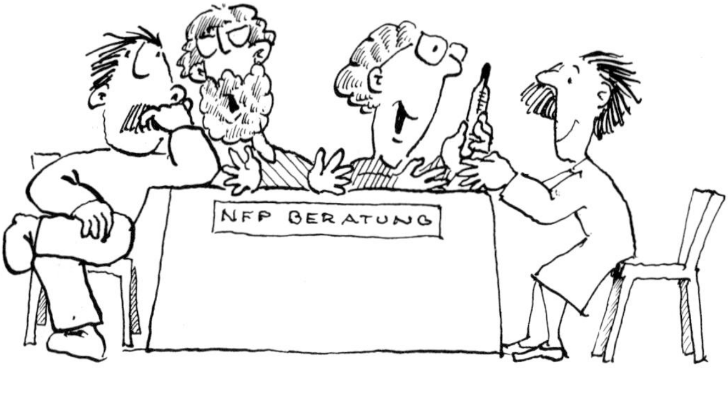

NFP in den Wechseljahren

Was geschieht in den Wechseljahren?

Tätigkeit der Eierstöcke geht zurück

Die Wechseljahre der Frau setzen ein, wenn die Tätigkeit der Eierstöcke langsam zurückgeht. Sie dauern bis über die letzte Periodenblutung (Menopause) hinaus und liegen meist zwischen dem 45. und 55. Lebensjahr. Die Zeit vom Beginn der Wechseljahre bis zur letzten Periodenblutung wird Prämenopause genannt.

Rückgang der Fruchtbarkeit

Kennzeichnend für die Wechseljahre ist, daß zunächst die Eibläschenreifungsphasen zunehmend kürzer werden, so daß sich die Zyklen insgesamt verkürzen. Später treten auch vermehrt lange, unregelmäßige Zyklen auf, die häufiger mit verkürzten Temperaturhochlagen verbunden sind. Dabei werden zwischendurch auch monophasische Zyklen, d. h. Zyklen ohne Eisprung, beobachtet. In diesem Zeitraum verändern sich meistens auch Stärke und Dauer der Blutung. Bei größeren Blutungsunregelmäßigkeiten sollte eine Frau in jedem Fall ihren Arzt aufsuchen.

Wenn eine Frau jenseits des 40. Lebensjahres ein Jahr lang keine Blutung mehr hatte, kann sie im allgemeinen davon ausgehen, daß sie die Menopause erreicht hat und nun unfruchtbar ist.

Weitere Veränderungen

Viele Frauen durchlaufen diese Lebensphase ohne größere Beschwerden. Manche Frauen erleben jedoch körperliche und seelische Veränderungen, die typisch für diesen Zeitraum sind. Es werden Hitzewallungen in Verbindung mit Schweißausbrüchen und Schlafstörungen beobachtet, daneben ein allgemeiner Rückgang der Leistungskraft und Depressionen. Die meisten dieser Beschwerden haben vielfältige Ursachen, die auch durch Veränderungen im psychosozialen Umfeld (»midlife-crisis«) bedingt sind. Die sexuelle Erlebnisfähigkeit und Aktivität kann in dieser Lebensphase ebenfalls beeinträchtigt sein, muß es aber nicht. Die Libido der Frau, die im allgemeinen bis etwa zum 35. Lebensjahr zunimmt und dann in den folgenden Jahren konstant bleibt, kann weit über die Wechseljahre hinaus bis ins hohe Alter erhalten bleiben.

Beobachtung der Körperzeichen

Die Verkürzung der Eireifungsphase in den Wechseljahren erfordert erhöhte Aufmerksamkeit bei der Bestimmung der unfruchtbaren Tage am Zyklusanfang. Mit zunehmendem

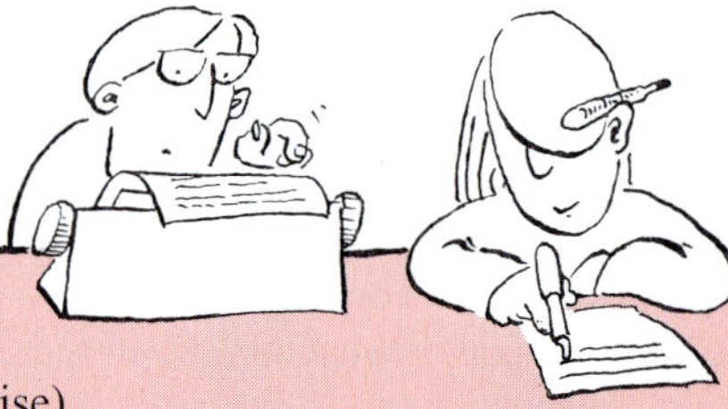

Mittwoch, 31. Dezember (Denise)

»Thomas schiebt mir gerade einen Zettel zu. Ich lese wohl nicht recht: 'Ein Jahr NFP!' Das klingt nach Feiern. Haben wir dazu Grund?«

Mittwoch, 31. Dezember (Thomas)

»Die Idee war wohl doch nicht so gut. Na gut, war ja nur ein Versuch. Ich wollte ihr lediglich signalisieren, daß ich nicht bereue, mich damals ihrem Wunsch angeschlossen zu haben. Ich bin ja mal gespannt, wie 's weitergeht. Natürlich gibt es Herausforderungen. Aber es lohnt sich schon allein für alle die Denkanstöße und Gelegenheiten, sich zu unterhalten. Wir leben heute bewußter mit unserer Fruchtbarkeit und freier in unserer Körperlichkeit. Und vor allem wissen wir 'ne Menge mehr über unseren Körper.«

Alter müssen Frauen mit einer Vorverlagerung der ersten höheren Messung rechnen. Durch die Anwendung der Minus-8-Regel verkürzt sich möglicherweise die unfruchtbare Zeit am Zyklusanfang.

Verkürzung der Eireifungsphase

Das Schleimsymptom ist in der Regel eindeutig interpretierbar, auch wenn sich die Schleimphasen verkürzen und Menge und Qualität des Schleims abnehmen.

So können selbst in den Wechseljahren die meisten Zyklen problemlos nach der sympto-thermalen Methode ausgewertet werden. Nur in den Fällen, in denen es zu einer anhaltenden Verlängerung der Zyklen mit fehlenden oder seltenen Temperaturanstiegen kommt, kann sich die Frau nur noch auf die Schleimbeobachtung stützen. Dies ist ohne Sicherheitseinbuße deshalb möglich, weil in dieser Zeit die natürliche Fruchtbarkeit ausklingt und damit die Empfängniswahrscheinlichkeit stark abnimmt.

Typisch für diese Zeit sind lange Phasen der Trockenheit. Diese können immer wieder durch relativ kurze Phasen von Schleim (1–2 Tage) unterbrochen werden, wobei der Schleim eher zäh und dicklich ist. Dieser Schleim zeigt dann aber in jedem Fall den Beginn einer möglicherweise fruchtbaren Zeit an. Selbst wenn in einer trockenen Phase auch nur an einem Tag ein feuchtes Gefühl vorhanden ist, gilt dies als Beginn der Fruchtbarkeit.

In den Wechseljahren kann die Beobachtung der Gebärmutterhalsveränderungen besonders hilfreich sein (vgl. S. 85).

In den Fällen mit verringerter Schleimmenge bietet sich die Entnahme von Zervixschleim direkt vom Gebärmutterhals an (vgl. S. 88).

Alle körperlichen Veränderungen werden wie bisher ins Zyklusblatt eingetragen, ergänzt durch die gerade in dieser Zeit charakteristischen Symptome wie Hitzewallungen, Schlaflosigkeit etc.

Methodenregeln in den Wechseljahren

Auch in den Wechseljahren können die fruchtbaren und unfruchtbaren Tage noch lange Zeit nach den normalen Regeln der sympto-thermalen Methode bestimmt werden.

Zervixschleim

Jene Frauen, bei denen es zu einer anhaltenden Verlängerung der Zyklen mit fehlenden oder seltenen Temperaturanstiegen kommt, können sich allein auf den Zervixschleim verlassen. Für sie gelten die folgenden Regeln. Sie entsprechen denen in der Stillzeit (vgl. S. 122). Die Frauen sollten jedoch nach wie vor die Temperatur messen.

Solange eine Frau sich »trocken« fühlt oder »nichts« empfindet und keinen Schleim beobachtet, ist sie unfruchtbar.

Verkehr sollte immer erst abends stattfinden, wenn über den ganzen Tag »trocken« oder »nichts« beobachtet wurde.

Findet am Abend des trockenen Tages Verkehr statt, so sollte am folgenden Tag die austretende Samenflüssigkeit nicht mit Schleim verwechselt werden. Außerdem muß berücksichtigt werden, daß diese Flüssigkeit möglichen Schleim verdeckt. Deshalb ist es notwendig, mehrmals täglich – vor allem nachmittags – Schleim zu beobachten. Verkehr darf am Abend dieses Tages nur dann stattfinden, wenn seit dem Nachmittag sicher Trockenheit beobachtet wurde.

Sobald Feuchtigkeit oder Schleim auftreten, muß Fruchtbarkeit angenommen werden.

Die Unfruchtbarkeit beginnt am Abend des 4. Tages nach dem Höhepunkt des Schleimsymptoms, wenn an diesem Tag trocken oder nichts empfunden und kein Schleim gesehen wurde.

Auch hier gilt als Höhepunkt des Schleimsymptoms der letzte Tag vor dem Umschwung. Im Gegensatz zu den üblichen sympto-thermalen Schleimregeln werden nach dem Höhepunkt 4 Tage abgewartet. Darüber hinaus genügt es nicht, daß die Schleimqualität dieser 4 Tage geringer ist als am Höhepunkt, sondern es ist notwendig, daß am 4. Tag »nichts« oder »trocken« beobachtet wird. Nur unter dieser Voraussetzung darf am Abend dieses Tages Unfruchtbarkeit angenommen werden.

Ist dies nicht der Fall, muß ein neuer Schleimhöhepunkt bestimmt werden. (vgl. Abb. 56, S. 123)

Wenn sich schließlich doch eine Temperaturhochlage ausbildet, wird die unfruchtbare Zeit nach dem Eisprung nach den bekannten Regeln in doppelter Kontrolle ausgewertet.

Blutung

Ebenso muß Fruchtbarkeit angenommen werden, wenn eine Blutung auftritt, der keine Temperaturhochlage vorausgegangen ist.

Wenn am 4. Tag nach Ende der Blutung »trocken« oder »nichts« beobachtet wird, dann ist ab dem Abend dieses Tages wieder Verkehr möglich (vgl. Abb. 56, S. 123).

Geht einer Blutung eine Temperaturhochlage voraus, so ist diese Blutung als Menstruationsblutung zu betrachten, und Verkehr ist nach den üblichen Regeln möglich.

Gebärmutterhals

Für Frauen, die den Gebärmutterhals untersuchen, beginnt die fruchtbare Zeit, sobald sich der Gebärmutterhals verändert. Sie endet am Abend des 4. Tages mit geschlossenem und hartem Gebärmutterhals.

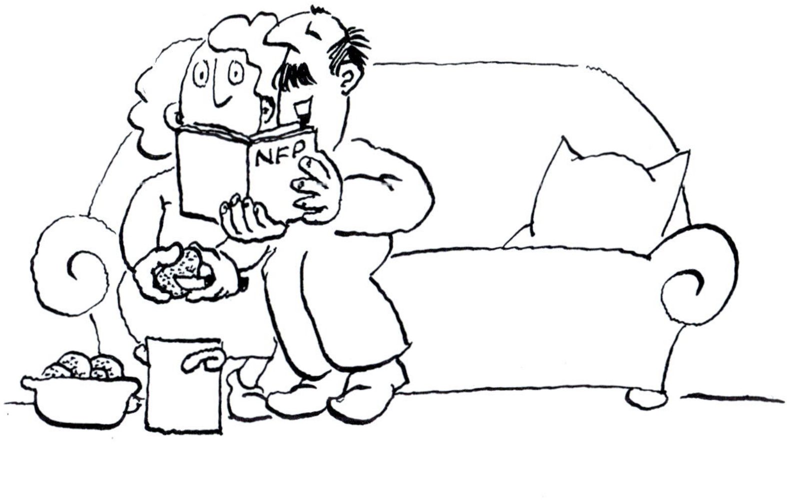

Auf einen Blick

Auf den folgenden Seiten finden Sie das Wichtigste über die NFP-Methode »auf einen Blick«. Diese Seiten bieten eine stichwortartige Zusammenfassung folgender Themen:

Die Schleimbeobachtung und ihre Auswertung

Auf einen Blick

Mit der Beobachtung des Zervixschleims wird gegen Ende der Menstruation begonnen. Dabei achtet die Frau darauf, was sie am Scheideneingang empfindet und fühlt und wie der Zervixschleim aussieht.

Empfinden/Fühlen am Scheideneingang

- trocken
- nichts gefühlt
- feucht
- naß
- glitschig
- glatt
- schlüpfrig
- usw.

Aussehen des Schleims

- kein Schleim zu sehen
- weißlich
- dicklich
- trüb
- cremig
- klebrig
- zäh
- dehnbar oder ausziehbar
- glasig
- eiweißartig
- flüssig
- rötlich
- usw.

Beobachtungen

- Tagsüber wird darauf geachtet, was am Scheideneingang empfunden wird.
- Beim Gang auf die Toilette wird äußerlich am Scheideneingang mit dem Finger oder Toilettenpapier geprüft, ob sichtbarer Zervixschleim vorhanden ist oder nicht.
- Das Aussehen des Schleims am Finger oder auf dem Toilettenpapier wird beurteilt.
- Ob der Schleim dehnbar ist, wird geprüft, indem das Papier zusammen- und wieder auseinandergefaltet wird oder die Finger gespreizt werden.
- Die täglichen Beobachtungen werden abends ins Zyklusblatt eingetragen, und zwar immer die beste Zervixschleimqualität, die im Laufe des Tages beobachtet wurde.

Eintragung ins Zyklusblatt

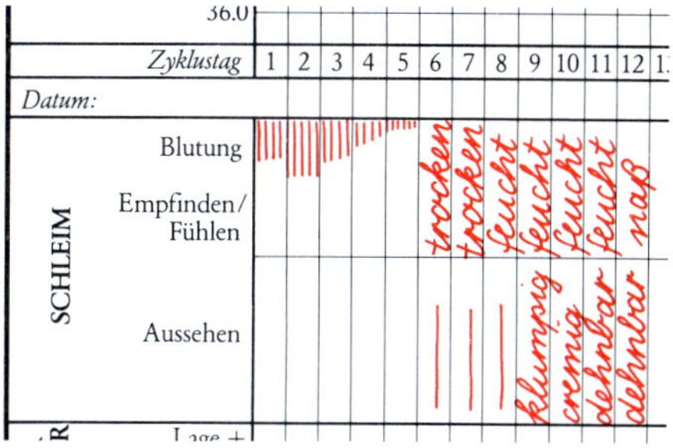

Regel: Höhepunkt des Schleimsymptoms

Der Höhepunkt des Schleimsymptoms ist der letzte Tag mit der individuell besten Schleimqualität

z.B. t f S S $\overset{+}{S}$ $\overset{+}{S}$ $\overset{H}{\overset{+}{S}}$ S t t

oder t f f f S S S $\overset{H}{S}$ f t t

Auf einen Blick

Die Temperaturmessung

Auf einen Blick

Meßweise

- Messung sofort nach dem Aufwachen, aber vor dem Aufstehen
- In der Lernphase täglich messen (nach mindestens 1 Stunde Schlafdauer)
- Normales Quecksilberthermometer genügt (bei Verwendung eines Digitalthermometers Besonderheiten beachten)
- Immer mit demselben Thermometer (Thermometerwechsel im Zyklusblatt vermerken)
- Immer die gleiche Meßweise: im Mund, im Enddarm/After oder in der Scheide; nie unter dem Arm!
- Temperatur sofort ins Zyklusblatt eintragen
- Danach Thermometer herunterschlagen und wieder in Reichweite ans Bett legen

Meßdauer

- im Enddarm (After) etwa 3 Minuten
- im Mund (oral) etwa 5 Minuten (unter der Zunge, am Zungenbändchen anliegend)
- in der Scheide (vaginal) etwa 5 Minuten

Mögliche Störfaktoren

- Anderes Thermometer
- Fehler oder Veränderungen in der Meßweise
- Unterschiedliche Meßzeiten
- Umgebungswechsel (Reisen, Ferien, Urlaub, Klimawechsel)
- Streß und psychische Belastungen, Aufregung
- Ungewohnter Alkoholgenuß, Feiern spätabends
- Spätes Essen am Abend
- Ungewohnt spätes Zubettgehen
- Zu kurze oder gestörte Nachtruhe
- Schichtarbeit
- Krankheit
- Unpäßlichkeiten
- Manche Medikamente

Auf einen Blick

Temperaturanstieg

Ein Temperaturanstieg hat dann stattgefunden, wenn man drei aufeinanderfolgende Meßwerte findet, die alle höher sind als die 6 vorangegangenen Meßwerte, wobei die 3. höhere Messung mindestens 2/10 °C (= 2 Kästchen im Zyklusblatt) über dem höchsten der vorangegangenen 6 niedrigen Temperaturwerte liegen muß.

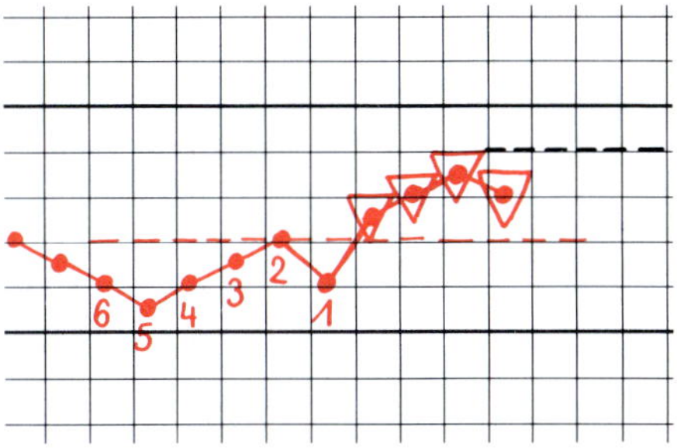

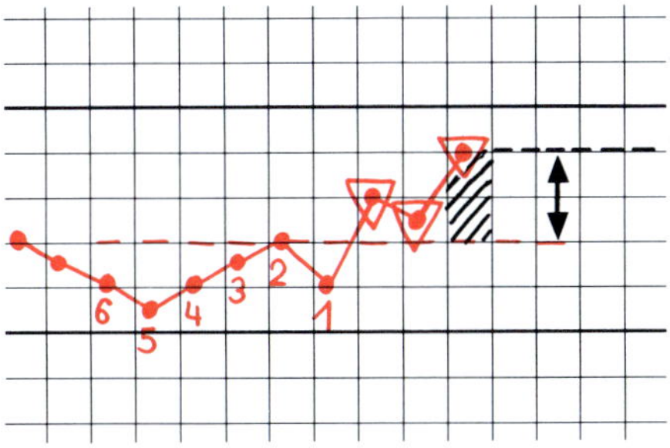

Ausnahmeregel 1 zur Temperatur

Ist der 3. Temperaturwert keine 2/10 °C (= 2 Kästchen) höher, muß ein 4. Temperaturwert abgewartet werden. Dieser muß ebenfalls höher als die 6 vorangegangenen niedrigen Werte sein, d. h. über der Hilfslinie liegen, aber nicht 2/10 °C höher sein.

Ausnahmeregel 2 zur Temperatur

Zwischen den 3 erforderlichen höheren Messungen kann eine unter oder auf die Hilfslinie fallen. Dieser Wert darf nicht berücksichtigt werden und wird deshalb nicht umrandet.

Ausnahmeregel 1 und 2 dürfen nicht miteinander kombiniert werden.

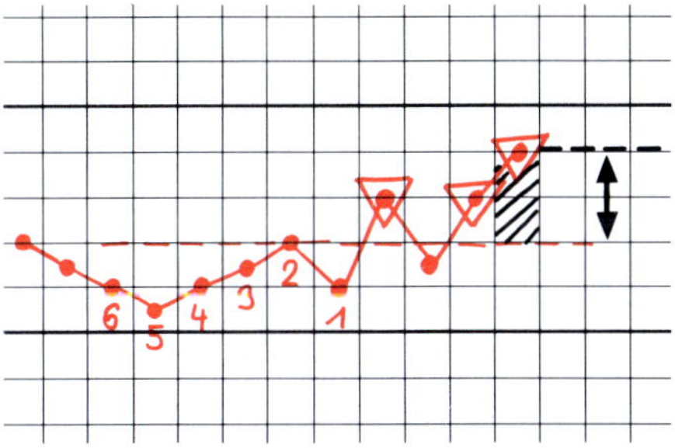

Die Bestimmung der unfruchtbaren Zeit nach dem Eisprung

Auf einen Blick

Regel: Ende der fruchtbaren Zeit in doppelter Kontrolle

Die unfruchtbare Zeit nach dem Eisprung beginnt entweder am Abend des 3. Tages nach dem Höhepunkt des Schleimsymptoms oder am Abend des 3. Tages der erhöhten Temperatur, je nachdem, welches von beiden später kommt.

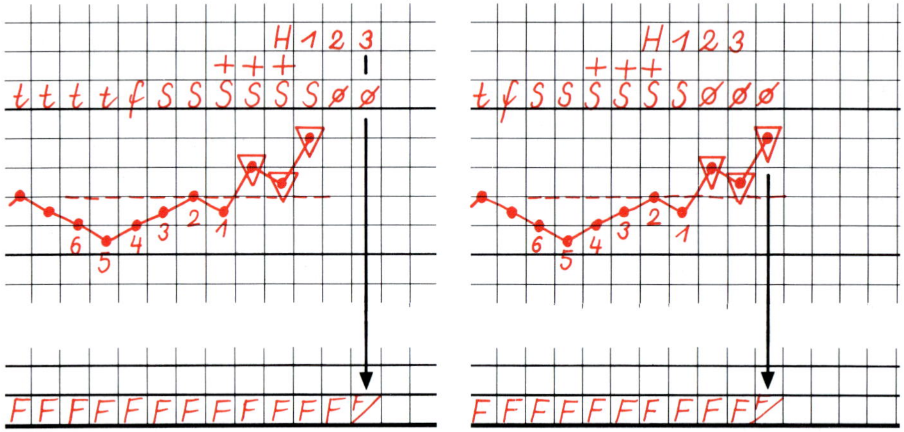

Auf einen Blick

Die Bestimmung der unfruchtbaren Zeit am Zyklusanfang

Auf einen Blick

Eine unfruchtbare Zeit am Zyklusanfang darf nur dann angenommen werden, wenn im vorausgehenden Zyklus eine Hochlage bestand, d.h. mindestens 3 höhere Messungen vorgelegen haben.

Im 1. Lernzyklus muß von Anfang an Fruchtbarkeit angenommen werden.

Für die NFP-Anfängerin: 5-Tage-Regel

Die ersten 5 Tage können als unfruchtbar angenommen werden.

Wenn 12 auswertbare Temperaturkurven vorliegen: Minus-8-Regel

Der letzte unfruchtbare Tag am Zyklusanfang ist der Tag der frühsten ersten höheren Messung aus mindestens 12 Temperaturzyklen minus 8.

Für die 5-Tage-Regel und für die Minus-8-Regel gilt:

Sollte bereits vorher »feucht« empfunden oder Zervixschleim gesehen werden, so beginnt ab sofort die fruchtbare Zeit. Dem Prinzip der doppelten Kontrolle entsprechend heißt es hier: »was immer zuerst kommt«.

Sollte bei einer NFP-Anfängerin bereits während der ersten 12 Zyklen die früheste erste höhere Messung am 12. Tag oder früher auftreten, so gilt ab sofort die Minus-8-Regel.

Liegt ein Menstruationskalender über die letzten 12 Monate vor, kann ein Stichtag nach der »Minus-20-Regel« festgelegt und somit die unfruchtbare Zeit am Zyklusanfang u. U. etwas verlängert werden.

Auf einen Blick

Die Bestimmung der unfruchtbaren Zeit am Zyklusanfang

Auf einen Blick

Eintragung ins Zyklusblatt:

Zu Beginn eines neuen Zyklus wird:

1. in der rechten Spalte die früheste erste höhere Messung aus den vorangegangenen Zyklen eingetragen.
2. Das Ende der unfruchtbaren Tage am Zyklusanfang nach der 5-Tage-Regel bzw. nach der Minus-8-Regel durch einen Strich markiert.

		1	2	3	4	5	6	7	8	9	10	11	12
	36,0												
	Zyklustag	1	2	3	4	5	6	7	8	9	10	11	12
Datum:													
	Blutung												
Zervixschleim	Empfinden/ Fühlen												
	Aussehen												
Gebärmutterhals	Lage + Öffnung												
	Festigkeit												
	Koitus/Verkehr												
	Fruchtbare Tage						F						

Zyklus-Nr.		7
Meßweise	After	
	Scheide	
	Mund	
früheste 1. höhere Messung aus den vorangegangenen Zyklen		16
minus 8		
1. höhere Messung in diesem Zyklus		

Auf einen Blick

Selbstuntersuchung des Gebärmutterhalses

Auf einen Blick

So wird's gemacht:

Sofort nach der Menstruationsblutung beginnen,

1x täglich, mit demselben Finger, in der gleichen Position

dann die Öffnung beurteilen

Ist der Gebärmutterhals geschlossen – leicht geöffnet – offen?

und die Festigkeit prüfen.

Ist der Gebärmutterhals hart, wie der Nasenknorpel oder

weich wie das Ohrläppchen?

Die Lage des Gebärmutterhalses ertasten und beurteilen

Steht der Gebärmutterhals tief und ist mit den Fingern gut zu erreichen

oder

hoch und ist kaum mit den Fingern erreichbar?

Eintragung ins Zyklusblatt:

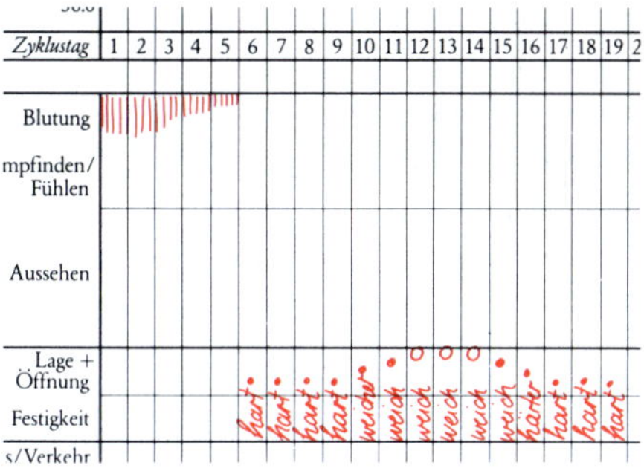

Auswertung:

Solange der Gebärmutterhals nach der Menstruation unverändert ist, kann Unfruchtbarkeit angenommen werden, sofern die 5-Tage-Regel oder die Minus-8-Regel nicht bereits Fruchtbarkeit anzeigen.

Sobald irgendeine Veränderung des Gebärmutterhalses am Zyklusanfang auftritt, beginnt die fruchtbare Zeit. Die unfruchtbare Zeit nach dem Eisprung beginnt am Abend des dritten Tages mit geschlossenem, hartem Gebärmutterhals in doppelter Kontrolle mit der Temperatur.

Auf einen Blick

Kinderwunsch

Die größte Wahrscheinlichkeit, schwanger zu werden ist gegeben
- an den Tagen mit Zervixschleim der besten Qualität und an den Tagen unmittelbar danach bis zum Tag der ersten höheren Messung einschließlich.
- an den Tagen mit hochstehendem, weitem und weichen Gebärmutterhals
- an den Tagen mit Mittelschmerz

Erkennen einer Schwangerschaft:

Wenn die Temperaturhochlage länger als 18 Tage dauert und noch keine Blutung eingetreten ist,

dann liegt höchstwahrscheinlich eine Schwangerschaft vor.

- Wenn Sie nun dieses Buch gelesen haben und noch Fragen offen sind, ...
- wenn Sie gerne einmal ein Gespräch mit einem Paar führen möchten, das selbst NFP anwendet, ...
- wenn Sie alleine oder zusammen mit Ihrem Partner NFP lernen möchten, ...
- wenn Sie irgendeine Form der Natürlichen Familienplanung bereits anwenden und damit Probleme oder persönliche Fragen haben, ...

... dann schreiben Sie uns
mit der beiliegenden Postkarte ...

Malteser Arbeitsgruppe
Natürliche Familienplanung
Kalker Hauptstraße 22
51103 Köln

Institut
für Ehe und Familie
Spiegelgasse 3/8
A-1010 Wien

NFP-Vlaanderen vzw
Boechoutslei 1
B-2640 Mortsel

NFP-Nederland
Appelstraat 95
NL-2564 EC Den Haag

Hier erhalten Sie Adressen von NFP-Berater/innen, die in Ihrer Nähe wohnen, allgemeine Informationen und Infos über Einführungskurse.

Übungszyklen und leere Zyklusblätter finden Sie im Arbeitsheft: »Natürlich und Sicher«, Ehrenwirth-Verlag. Dieses Arbeitsheft dient auch als kursbegleitendes Material für den Einführungskurs.

Literaturverzeichnis

Übungsheft zum Leitfaden:

ARBEITSGRUPPE NFP: Natürlich und sicher: Natürliche Familienplanung; Arbeitsheft. München, Ehrenwirth, 1997, 5. überarbeitete Aufl.

Broschüre zur Erstinformation:

Fünf Fragen – Fünf Antworten: Natürliche Familienplanung

zu beziehen über:
Bundeszentrale für gesundheitliche Aufklärung
Ostmerheimerstr. 200
51109 Köln

Entscheidungshilfen für die Wahl einer natürlichen Familienplanungsmethode

SOTTONG U, CONRAD J, SCHULZE-HOBELING H (1991) Der natürliche Weg. Ehrenwirth, München

SOTTONG U, KLANN N, SCHULZE-HOBELING H (1995) Lust und Liebe. Pattloch

Material für Krankenpflege und Hebammenschulen:

ARBEITSGRUPPE NFP: Fruchtbarkeit im Gespräch Materialien für die Ausbildung von Krankenschwestern, Krankenpflegern, Hebammen und Krankenpflegehelferinnen. München: Ehrenwirth 1993

Ein Fachbuch für Ärzte, Berater und interessierte Anwender:

RAITH, E. FRANK, P. FREUNDL, G.: Natürliche Familienplanung heute. 2. völlig überarb. u. erw. Aufl. Springer, Berlin, Heidelberg, New York, Tokyo (1994)

Wissenschaftliche Literatur und Studien, die in Zusammenarbeit mit der Arbeitsgruppe NFP erstellt wurden:

ARBEITSGRUPPE NFP (1988) Natürliche Methoden der Familienplanung. Schriftenreihe des Bundesministeriums für Jugend, Familie, Frauen und Gesundheit; Band 239. Kohlhammer, Stuttgart, Berlin, Köln

ARBEITSGRUPPE NFP (1990) Natürlich und sicher; ein Handbuch für NFP-Berater und Beraterinnen; Materialien zur Ausbildung. Malteser Werke, Köln

ARBEITSGRUPPE NFP (1991) Natürlich und sicher; Kursleiterordner; Hintergrundmaterialien für die Ausbildung von NFP-Berater/innen. Malteser Werke, Köln

ARBEITSGRUPPE NFP (1992) Natürliche Familienplanung; Konzepte und Materialien für unterschiedliche Zielgruppen. Ehrenwirth, München

BREMME J (1991) Sexualverhalten und Konzeptionswahrscheinlichkeit (Auswertung einer prospektiven Studie zur Natürlichen Familienplanung). Med Dissertation, Universität Düsseldorf

DÖRING G, SOLLFRANK R (1988) Wann die Liebe am schönsten ist. Gibt es ein eindeutiges Libidomaximum im Zyklus der Frau? Sexualmedizin 17:8–13

DÖRING G, BAUR S, FRANK P, FREUNDL G, SOTTONG U (1986) Ergebnisse einer repräsentativen Umfrage zum Familienplanungsverhalten in der Bundesrepublik Deutschland 1985. Geburtshilfe Frauenheilkd 46:857-920

DÖRING G, BAUR S, FRANK-HERRMANN P, FREUNDL G, SOTTONG U (1990) Ergebnisse einer Ärzte-Befragung über Kenntnisstand und Einstellung zur natürlichen Familienplanung in der Bundesrepublik Deutschland 1988. Geburtshilfe Frauenheilkd 50:43-48

European Natural Family Planning Study Groups (1993) Prospective European multicentre study of natural family planning: interim results. Adv. Contracept. 9:269-283

FORTRIE C (1991) Analyse der Stillzyklen auf ihre Verwendung für die NFP. Med Dissertation, Universität Düsseldorf

FRANK P (1982) Die Wirksamkeit von Methoden der Natürlichen Familienplanung in Abhängigkeit von Methodik, Anwender, Unterweisung und Experimentsituation. Med Dissertation, Universität München

FRANK-HERRMANN P, FREUNDL G, BAUR S, BREMME M, DÖRING GK, GODEHARDT EAJ, SOTTONG U (1991) Effectiveness and acceptability of the symptothermal method of natural family planning in Germany. Am J Obstet Gynecol 165:2052–2054

FREUNDL G (1991) Natürliche Familienplanung: Neue Technologien und Studien zur Methode. Ein Projekt des Bundesfamilienministeriums an der Universität Düsseldorf. Düsseldorf

FREUNDL G, FRANK P, BAUR S, DÖRING G (1988) Demographic study on the family planning behaviour of the German population: the importance of natural methods. Int J Fertil (Suppl) 54–58

FREUNDL G, BAUR S, BREMME M, FRANK-HERRMANN P, GODEHARDT E (1991) Hat sich das Familienplanungsverhalten in der BRD seit 1985 verändert? Geburtshilfe Frauenheilkd 51:127–134

HERRMANN H (1991) Unbeabsichtigte Schwangerschaften bei Anwendung der symptothermalen Methode der Natürlichen Familienplanung (NFP) in verschiedenen Lebenssituationen Med Dissertation, Universität Düsseldorf

KLANN N, HAHLWEG K, FRANK-HERRMAN P, SOTTONG U, HANK G (1988) Natürlich verhüten – gibt es Kriterien für den Erfolg eines Paares? Sexualmedizin 11: 636–640

KLANN N, HAHLWEG K, HANK G (1988) Psychological aspects of NFP practice. Int J Fertil (Suppl) 65–69

KLANN N, FRANK-HERRMANN P, SOTTONG U (1993) Auswirkungen einer Natürlichen Familienplanung: Wie verändern sich Sexualverhalten und Partnerschaft? Sexualmedizin 22: 384–386

KLOSE A (1992) Die Wertigkeit der Zervixveränderungen im Rahmen der Natürlichen Familienplanung. Med Dissertation, Universität Düsseldorf

KÜNKEL W, FRANK-HERRMANN P, FREUNDL G, SOTTONG U (1991) Untersuchung zur Effektivität der symptothermalen Methode der natürlichen Familienplanung in Deutschland unter Berücksichtigung von Anwenderfaktoren. Fertilität 7: 40–43

RAITH E (1982) Die modernen Methoden der natürlichen Familienplanung: Aspekte ihrer Entwicklung, ihrer physiologischen Grundlagen, Methodik und Methodenvergleich. Med Dissertation, Universität München

SOTTONG U, FORTRIE C, BREMME M, FREUNDL G (1991) Kontrazeption in der Stillzeit: Wie werden natürliche Methoden akzeptiert und angewandt? Sexualmedizin 20: 244–250

SOTTONG U, KLANN N, FIEDERLE X (1991) Natürliche Methoden fordern den Partner. Sexualmedizin 11: 133–144

Darstellung anderer natürlicher Methoden

BILLINGS EL, WESTMORE A (1992) The Billings method. Controlling fertility without drugs or devices. O'Donovan, Victoria/Australia

DÖRING GK (1982) Die Temperaturmethode zur Empfängnisverhütung. 8. Aufl. Thieme, Stuttgart

FLYNN AM, BROOKS M (1984) A manual of natural family planning. Allen and Unwin, Hemel Hempstead

NOFZIGER M (1978) Natürliche Geburtenkontrolle, eine kooperative Methode. Irisana, Haldenwang

RÖTZER J (1990) Natürliche Empfängnisregelung. 20. vollständig neu bearbeitete Aufl. Herder, Wien

Weitere Informationen zum Thema Stillen und Wechseljahre

Bundesministerium für Familie und Gesundheit (Hrsg.) (1992) Stillen und Muttermilchernährung. Bundeszentrale für Gesundheitliche Aufklärung, Köln

LOTHROP H (1991) Das Stillbuch. Kösel, München

Arbeitsgemeinschaft freier Stillgruppen (1993) Stillen und Stillprobleme. Enke, Stuttgart

COOPE J (1984) Wechseljahre. Orac, Wien

Stichwortverzeichnis

Grete Bauhofer
Die neue Schule der Geburtsvorbereitung
Leitfaden und Übungen
ca. 136 Seiten mit ca. 70 farbigen Abb., Pbck.
ISBN 3-431-03491-8

Aggy und Frank Burczyk
Kosmetiklexikon
Nutzen und Risiken kosmetischer Grund- und Inhaltsstoffe.
2. Auflage, 160 Seiten, Pbck.
ISBN 3-431-03062-9

Dr. Sandra Cabot
Die Frau – Das große Gesundheitsbuch
Beratung, Vorsorge, Therapie
400 Seiten, geb.
ISBN 3-431-03309-1

Evelyn Diessel/
Prof. Dr. Jürgen Eichler
Mammographie
Früherkennung von Brustkrebs
Vorteile, Risiken, Alternativen
184 Seiten, Pbck.
ISBN 3-431-03436-5

Bonnie Estridge/Jo Davies
Diabetes und Schwangerschaft
Richtig eingestellt in Schwangerschaft und Stillzeit
162 Seiten, 5 Abb., Pbck.
ISBN 3-431-03437-3

Susan M. Lark
Die Menopause
Der glückliche Wechsel in einen neuen Lebensabschnitt
192 Seiten mit zahlr. Abb., Pbck.
ISBN 3-431-03221-4

Roger Neuberg
Ich will ein Kind!
Rat und Hilfe bei Unfruchtbarbeit
240 Seiten mit zahlr. Abb., Pbck.
ISBN 3-431-03285-0

Gisela Preuschoff
Selbstvertrauen – Kraft zum Leben
Anregungen und Übungen für Frauen
88 Seiten mit 9 Zeichnungen, Pbck.
ISBN 3-431-03422-5

Gisela Preuschoff
Sinfonie der Düfte
Aromatherapie für Frauen
2. Auflage, 136 Seiten, Pbck.
ISBN 3-431-03310-5

Susan Quilliam
Befund positiv
Medizinische Fakten, Risiko und Heilungschancen nach der Frühdiagnose des Zervixkarzinoms
168 Seiten, Pbck.
ISBN 3-431-03123-4

Juliet Rix
Von aller Lust entbunden?
Sexualität nach der Schwangerschaft
148 Seiten, Pbck.
ISBN 3-431-03468-3

Dr. Friedrich Schliemann
Frauen-Fragen
Die wichtigsten Fragen an den Frauenarzt verständlich beantwortet
112 Seiten, Pbck.
ISBN 3-431-03335-0

Dr. med. Caroline Shreeve
Die Tage vor den Tagen
Monatsbeschwerden vor den kritischen Tagen.
Das Prämenstruelle Syndrom und seine Behandlung
4. Aufl., 128 Seiten, Pbck.
ISBN 3-431-02681-8

Merryl Winstein
Signale der Fruchtbarkeit
Der sichere Weg, fruchtbare und unfruchtbare Tage zu erkennen
2. Auflage, 144 Seiten, Pbck.
ISBN 3-431-03317-2

Ratgeber Ehrenwirth

Falls Sie gerne entweder Berateradressen oder Informationen über Kurse erhalten möchten oder sonstige Fragen haben, können Sie die Arbeitsgruppe NFP mit der beiliegenden Postkarte erreichen.

Absender:

Name, Vorname

Straße

PLZ/Ort

An die

Malteser Arbeitsgruppe

Natürliche Familienplanung

Kalker Hauptstraße 22

51103 Köln

Bitte senden Sie mir:

○ Berateradressen aus meiner näheren Umgebung

○ Informationen über Einführungskurse

○ Sonstiges:

____

____

____

____